洛杉矶塑型膳食

The L. A. SHAPE DIET

The 14-Day Total Weight Loss Plan

原　著　［美］大卫·赫伯
译　者　李榴柏　李素君

北 京 大 学 医 学 出 版 社
Peking University Medical Press

图书在版编目（CIP）数据

洛杉矶塑型膳食/（美）大卫·赫伯（Heber，D.）原著；李榴柏，李素君译. —北京：北京大学医学出版社，2008.9

书名原文：The L. A. SHAPE DIET：The 14-Day Total Weight Loss Plan

ISBN 978-7-81116-574-6

Ⅰ. 洛…　Ⅱ. ①赫…②李…③李…　Ⅲ. 减肥—食物疗法　Ⅳ. R247.1

中国版本图书馆 CIP 数据核字（2008）第 065687 号

版权登记号：图字：01-2007-4332

洛杉矶塑型膳食

译　　者：李榴柏　李素君
出版发行：北京大学医学出版社（电话：010-82802230）
地　　址：（100191）北京市海淀区学院路 38 号　北京大学医学部院内
网　　址：http：//www. pumpress. com. cn
E - mail：booksale@bjmu. edu. cn
印　　刷：北京佳信达欣艺术印刷有限公司
责任编辑：靳新强　　**责任校对**：杜　悦　　**责任印制**：郭桂兰
开　　本：889mm × 1194mm　1/32　　**印张**：9　　**字数**：238 千字
版　　次：2008 年 9 月第 1 版　2010 年 9 月第 3 次印刷
书　　号：ISBN 978-7-81116-574-6
定　　价：29.00 元

前　言

我的前一本书《多彩膳食健康全解码》描写了七种简单的颜色。它提示我们：每天吃的水果和蔬菜中发现的成千上万种物质是如何提供人们多种健康益处的——从预防老年性失明和精神失常到预防心脏病以及许多常见肿瘤的形成。而这本书是关于形状的一本书——但写的却不是水果和蔬菜的形状。

《洛杉矶塑型膳食》是一本关于你的身体的形状以及如何改变体型的一本书。它提出了能让你改变体型的科学方案。你只要给我一个星期，我就能让你开始这个方案；而通过两个星期的尝试，就会让你觉得比以前任何时候都更苗条更健美。通过运用身体做功和个体化的膳食方面的最新的知识，我会让你轻松踏上个体化塑型和保健的旅程。这本书不同于以往你读过的任何书籍，它更强调个体化——它是关于你的体型以及你的生活方式的一本书。《洛杉矶塑型膳食》仅为你而做——它是量身定做的成果！

在过去的二十年中，在与洛杉矶成千上万患者一起工作的过程中，我发展了本书赖以产生的哲学以及科学规律。洛杉矶是个体型显得特别重要的城市——无论是加州大学洛杉矶分校的学生、好莱坞的演员，还是在海滨度假的普通家庭中的成员，每个人都希望呈现最完美的体型。而我将教你如何通过一个简单的、十四天的计划，采用合适的菜单、食谱以及我称之为营养奶昔的代替餐——能让你有效控制每天的饥饿感的一种饮料，达到你的最佳体型。

你的体型与你的体脂肪有关，而这些脂肪分布的位置有很大的学问，它将决定减掉这些脂肪的是一种特定的方法。而不同的脂肪分布就需要不同的减脂方法，同时它也能预示，你的最佳体型能达到的程度。我们每个人都有两个体型：一个是目前现实的体型，另一个是理想体型。了解你的体型是控制减重努力的第一步。下半身的脂肪是一个特化了的组织器官，它的形态取决于你的身体对女性激素的反应。只有你自己能控制储存到下半身脂肪的数量，而这也只有通过调整你的膳食和生活方式而达到目的。研究显示：年轻女性常常对她们应有的体重抱有不切合实际的期望。她们常常接二连三地不断尝试时尚流行的减肥膳食和节食方法，试图去掉下半身的脂肪。但这些却都没有成功。这可不象去掉脸上的斑点那样容易，但你可以采取个体化的膳食和锻炼计划达到个人的完美体型。

身体中部的脂肪也是特化了的组织。这些脂肪贮存能量以备应急情况下使用。它常常通过对紧张时释放的激素进行反应，帮助你控制饥饿感，适应饥荒并预防饥荒年代人类的杀手——感染性疾病。当你体重超重时，你体内的这类脂肪就会异常增加。它常常导致糖尿病的发生，增加患心脏病和一些肿瘤的危险。许多中年男女——甚至他们的医生都会忽视他们稍有增加的腰围。他们对待这种增加的腰围的做法仅仅是买稍大尺寸的衣服。几年以前，我也犯了同样的错误。但肠道周围的脂肪会使你置身于患严重疾病的危险之中。所以你要做的绝不仅仅是简单的换个大尺寸的衣服的事儿。你将会明白，减低腰围以及减轻体重，使你身体中间部分的脂肪做它本该做的工作这件事是多么地重要。我将让你了解：在过去的 20 年中，我的成千上万的患者（以及我自己）是如何设法减掉这些脂肪的。

你的体型预示着身体脂肪的多少，但绝不是仅此而已。你需要了解更多的东西。你还需要了解你的体内有多少蛋白质，以及你的膳食中应当包括多少蛋白质。大多数医生并不测量你体内的蛋白质，或在设计你的膳食的时候也不考虑它。简单说来，其实你的身体含的蛋白质越多，为保持你的肌肉和重要生命器官的功能，你应当吃进去的蛋白质也就应该越多。但是，超重常常是一个指征，它表明你一直采取不恰当的食物选择方式，没有吃进去足够的蛋白质，从而导致你体内的蛋白质贮存量可能会减少。一些人避免吃像瘦肉这样的蛋白质，因为他们认为他们正在变胖。但我将会告诉你，怎样在你的膳食中加入健康的蛋白质以抵御饥饿，以避免你去吃一些不该吃的零食；同时还能在你减重的这段时间内，能够保持一天的能量水平。你会惊奇地发现，生命中第一次，你可以做到不用忍受饥饿也可以节食了。

女人可以有上半身肥胖或下半身肥胖，或者两者兼而有之。依据她们的个人体型，女人需要不同数量的蛋白质。上半身肥胖而大腿比较瘦的女人，一般来说，比那些下半身肥胖或体脂均匀分布的女人有较高的雄性激素分泌和有更多的肌肉组织。因此，这些女人会需要更多的蛋白质以维持肌肉体积。重要的是要让这些女人了解：根据人体脂肪百分比的数值推算，她们比一般的女人要有高一些的理想体重或目标体重值。当我为她们测量纤瘦的体重时，告诉这些妇女她们的较高的目标体重的时候，她们常常表现得很惊讶，但最后也常常感到很宽慰。我常听她们对别人说：我是告诉患者其真实标准体重值的第一个医生。我能如实地告诉一个妇女，她的理想体重比列在标准身高体重表中的体重高出 20 磅！

有下半身肥胖或均匀脂肪分布的其他妇女，当她们节食的时候，往往会减掉肌肉。她们可能看上去是瘦了，但实际上仍然有过多的体脂肪。同时，她们也有较低的代谢率。正如人们将了解的那样，因为，肌肉组织决定了你在静息状态下（休息状态下）消耗的能量。通常来说，结合体育锻炼、增加膳食中蛋白质、减低食物中肉眼看不到的动物脂肪和蔗糖以及淀粉的减重措施对她们最有效，也是她们减重的第一选择。

这些只是一般的规律。在本书中，你将会了解如何通过使用本书的一些表格，或者更精确地通过一种叫做“生物电阻抗分析”仪器的测量，你会学到能够估算你有多瘦或多胖的个人信息。除了这些科学原理以外，我知道，做为一名医生，当我提供你的个体化的胆固醇值、个体化血压值——或者就像现在，你的个体化的目标体重、优质蛋白质和热能的目标值——这些数值的时候，我的建议比那些只建议人们多吃什么，少吃什么的一般指南对你的行为会有更大的影响。

七年以前，我写了一篇关于使用一种被称为“生物电阻抗仪”的简单仪器，估算体胖和体瘦，区分肥胖的种类和肥胖程度的重要性的文章。在这篇文章中，我把肥胖不是定义为“多余的体重”，而是定义为“有过多体脂肪”。我把它冠以科学名词“少肌性肥胖”。“少肌性”的意思是肌肉减少。一个患有“少肌性肥胖”的妇女并不表现为超重，她的 BMI（被称为“体质指数”，是体重（公斤）与身高（米）平方的比值）可能只有 23，在正常范围内。但她却很可能有多余的体脂肪，体脂肪含量可能处于 32% ~35%，（妇女的正常体脂肪含量应当是 22% ~28%，但对一个年轻的女性运动员，体脂百分率仅为 15% ~20%）。这些妇女可能在她们的低能量膳食中没有获得足够的蛋白质。节食导致的结果往往是：她们的身体用光了肌肉中的一些蛋白质，肌肉组织变少，导致她们的代谢水平也降低。

另一方面是那些体块儿较大的妇女，人们通常认为她们是超重体型。很多情况下，这些女性比其他同等身高的人有更多的肌肉。如果她们不从膳食中获取足够的蛋白质，她们会觉得饿，因而可能只好放弃减重计划。在一些情况下是：她们成功减掉适量的脂肪保持瘦态，但她们仍然比标准体重表中的她们的理想体重数值要重。参加了商业减肥项目，如“体重监测项目”的女士告诉我：当她们在达到某个体重下降的平台期，体重再也不能继续下降时，她们就放弃了。这就证明：平台期的数值就是目标体重。标准体重表其实是错误的！

这样的事同样也发生在男士中。过去我曾经遇到过几位军官，体脂肪百分比含量的测量值证明他们已经处在平台期时，他们仍被判为超重，并被告知要减轻体重。我只好给司令部官员写信道明实情。比女人有更多的肌肉的男人，减重并不是件困难的事情。他们减重可以说是太容易了——只要将排骨砍去一半就行了。这使得他们觉得：他们想什么时候减重都可以随时开始。——只要他们做好准备，随时都能做到。很不幸，这常常是在他们第一次心脏病发生之后或是在前列腺癌诊断之后。太晚了！《洛杉矶塑型膳食》教给男士们按照最新的构建肌肉的科学方法，循序渐进地进行锻炼，同时指导他们应当吃多少蛋白质。事实上，大多数为男子设计的节食方法从未被认真对待过。因为这些膳食没有特别提出用充足的蛋白质避免一个大男人挨饿。阿特金斯（Atkins）膳食也正是由于这个原因才倍受男士的喜爱。男士平均每天需要 150 克蛋白质，但这么多蛋白质必须通过健康的方式去除阿特金斯计划中的所有饱和脂肪酸而获得。因此，如果你不想尝试减掉 20 磅后马上又反弹，而且永远达不到自己理想的体型的经历——那么就请读一读这本书。

为了让少肌型肥胖患者构建肌肉，同时也控制少肌及多肌超重肥胖患者的食欲，在过去的五年中，我曾推荐我的病人每天要做到：每磅瘦体重从膳食中获取 1 克蛋白质。注意——这是很关键的地方。这个蛋白质的数量是目前政府的咨询专家小组推荐量的 2 倍。平均来说，女士每天需要 100 克，男士需要 150 克。吃更多的蛋白质不但会维持你的肌肉，科学证据也充分证明：它还能减低你的食欲，使减重对你来说更容易。我的诊所对 3500 人使用体成份测定装置测定到的数据使我能够建立瘦体重表，通过匹配平衡你的膳食蛋白质和身体蛋白质含量，帮助你实现个体化减重计划。我也将通过使用代替餐以及容易记住的健康肉、鱼制品的份量大小，为你简化步骤，使你达到你的每日蛋白质摄入量目标。

我将从理想的早餐——我叫它营养奶昔开始，为你设计理想膳食。它包括了25～30克蛋白质、健康碳水化合物、膳食纤维、维生素以及矿物质。坦率地说就是你能吃到的最好早餐。为了证明这一点，你可以先看一下附录部分，在那里，我比较了营养奶昔的营养和每天早上数百万美国人吃的早餐谷物的营养价值。

我建议你：通过控制第一周的膳食，也就是在第一周每天吃两次营养奶昔以及一顿健康膳食开始减重过程的伟大开端，并终身摆脱肥胖的困扰。在我推荐的高蛋白质的营养奶昔中，你不仅能够少摄入热量，你还会比以前更好地控制饥饿感。

你的理想膳食的其余部分应该是由有颜色的水果和蔬菜来构成。正如我的前一本书《多彩膳食健康全解码》所介绍的那样：水果和蔬菜的颜色不是随意形成的。我推荐的七种颜色中的每一种颜色都代表了一类植物化学物质的一个家族，这个家族通过不同方式影响你体内细胞的功能。菠菜和鳄梨的黄绿色代表了叶黄素家族，它们集中存在于你眼睛里集中光线的视网膜的一个部分，在这里，它保护眼睛，避免随年龄增加而带来的晶状体退化。这种疾病是主要的致盲原因。红色、红色/紫色、橙色、绿色、白色/绿色，以及橙色/黄色中的每一种颜色都代表被称做花色素苷、胡萝卜素、glucosinolates、烯丙基硫醚和类黄酮的化合物家族。这些物质是抗氧化剂，同时也能够影响脑机能、视力及解毒的机能，还可能帮助预防常见的肿瘤。这些食品也含有大量的膳食纤维，使你能达到我推荐的每日25毫克的膳食纤维推荐量。

在这里，我也将澄清关于碳水化合物的混乱看法。我会让你知道：并非所有碳水化合物都不好。你将学习如何使用“升糖指数”，学会如何计算你面对的每份食物的升糖负荷和所含的热量，据此决定哪类碳水化合物属于你的最佳食品范围之内，哪一类是应当避免食用的“扳机”食品。在本书中，我也仔细查看了患者告诉我的诱惑他们过量进食的其他常见“扳机食品”。

如果没有维生素和矿物质，任何理想膳食都是不完全的。我将会告诉你现在该吃的最重要的营养补充剂以及维生素的新品种。这种维生素能够提供正常水果和蔬菜中含有的植物化学物质，它们以高度浓缩的片剂或胶囊的形式来提供人们特定的营养。这些物质是对膳食的重要补充，因为水果和蔬菜不一定总能提供这些重要物质的理想数量，而且，做到每天都达到我推荐的每天吃七次水果或蔬菜的量也是相当困难的。

减重就好象乘船旅行。你需要知道你要去哪儿，如何才能到达目的地。你将会了解到：除了营养之外，行为、锻炼、构建肌肉、精神与毅力、自我感知能力以及草药补品的相关知识都可能会帮助你去掉前进道路上的障碍。然而，重要的是，大家要记住：世界上没有能让你想吃什么就吃什么，同时还能减轻体重的灵丹妙药。另外，减重也不是坐火箭，目标很快就能实现。它需要时间。但我相信，我能教你如何科学地减重，你将和我以往二十年间目睹的患者一道，进行减肥的实践。

我是一名医生，一位医学和公共卫生学教授。“doctor”（医生、博士）一词来源于拉丁语词根的“老师”一词，所以我是双重意义上的老师。同时，我也是一名博士，同时具有 M. D.（医学博士）学位和一个 Ph. D.（生理学博士）学位。在每周的工作日和一些周六休息日，我都要照看我的患者，同时，我还在加洲大学洛杉矶分校（UCLA）“人类营养中心”管理着有七个教授、七个研究员以及 35 名员工组成的一个很大的研究小组。这个研究中心，是我在 1996 年建立的。我也指挥着国家的最成功的体重控制项目中最大的一个项目，即“UCLA 危险因素肥胖临床治疗中心项目”。这个项目已经治疗了几千名患者，并与无以计数的人的生活有过接触。对我最大的回报之一是：通过帮助他们减肥并远离超重，我们的工作改变了患者们的生活。我见过各种各样的患者，有企业家、娱乐圈的人物、忠诚的学校教师、护士、其他的医生（博士）、建筑师、心理学家以及精神科的医生。这本书介绍的减肥计划是基于我的研究和我每天的医疗实践的成果而做。

最近，我成为"康宝莱国际科学和营养咨询委员会"的主席，这个组织在全球五十九个国家拥有超过一百万名的销售人员。除了我的许多在肥胖治疗领域的同事之外，Louis Ignarrc 医生，UCLA 医学院的第一个诺贝尔奖获得者也加入了这个咨询委员会。康宝莱已经采用了这本书介绍的许多治疗原则，包括基于体成份的个体化营养建议。我非常感激他们提供给我机会，使我能把我的信息传达给世界上数以千万计的更多的人们。

如果你读了这本书后能够从中受益，就请告诉你的朋友。肥胖是个世界性的问题，也要求有世界范围内的解决方案。请你也参与到这个解决方案中来。

David Heber，M. D. ，Ph. D.

加利福尼亚，洛杉矶

目　　录

改变你的体型

当处于良好状态时，人们是有感觉的——腰围会更合适，肌肉也会更丰满而有弹性。实际上，单位体积的肌肉比脂肪要重。因此，如果进行一个同时有体育锻炼内容的节食计划，就很容易减掉脂肪而不是体重。

对某些人来说，减轻体重并不是很迫切的问题，尽管它是其中一定要包括的一个部分。这些人主要需要通过增加肌肉，减少脂肪来重塑他们的身体。让我来讲一下我个人的体会。如果你在三年前见过我，你不会认为那时我很胖。那时候，我是 5 英尺 2 英寸高，体重 192 磅，腰围是 36 英寸。我知道我的体型不是最理想的，但没有其他人知道我胖。我摆脱了它的困扰，但在我的胸部、脖子和脸上仍有多余的脂肪。回想到我的大学时代，当时，我又矮又胖，通过吃鲜奶酪和小肉饼，使体重从 192 磅下降到 172 磅。那时，我只有 18 岁，而现在我是 54 岁，脂肪已经堆积于身体的不同的部位，而且很难减掉。

直到我到科罗拉多州的丹佛城旅行，在布朗宫酒店参加一个会议时，我才得以下定决心摆脱围绕在身体中部的多余脂肪。这个酒店有个稍显破旧的侧翼，由于某些原因，你必须从房间爬一些台阶才能到达狭窄的浴室。我把这些台阶看过来，看过去——哦，天哪！最后我扭伤了我的右膝，并且从离墙一英尺远的浴室的门口撞到了墙上。在当天夜里和此后的几个星期，我一直受着膝关节损伤的困扰。我尝试着卧床休息，以缓解疼痛。但也就是在这个过程中，我的体重增加了 24 磅，腰围增加到 38 英寸，我只好去买了几条新裤子。

两个月后，在经过很长时间的飞行到达 Holland 之后，我在饭店的健身房进行自行车训练。锻炼中，我突然感觉到在丹佛扭伤的膝盖有撕裂般疼痛。真是糟糕透了！在回来的飞机上，我给我的足病医生打了电话，约好我回家后马上进行治疗。他建议我立即进行外科手术。但我有个去日本的旅程安排就要到了，并且希望他能对我的膝盖的康复再作一次尝试。因此，我就继续进行一项你将在这本书中读到的减肥计划：吃高蛋白质营养奶昔，每天坚持体育锻炼，多吃水果及蔬菜。我的体脂肪百分含量从 21% 下降到 17%，腰围从 38 英寸减少到 34 英寸。但我的体重才下降了 24 磅，从 204 磅降到了 180 磅。最重要的事情是：我的体型发生了变化。我身体中部减重成功，胳膊上的肌肉增加了。我觉得病痛减轻多了，并避免了膝关节手术。

我没有夸耀我自己减重的故事。因为我没有减那么多重量。最重要的是我减重的部位。我减掉了腹部脂肪却获得了手臂上的肌肉。我的健康状况的提高程度超出了减重的效果。

正像对医生和公众进行肥胖知识的教育者一样，我相信：减重被过分地强调了，而减脂肪却没有受到足够的重视。你可能已经对体质指数（BMI）有所了解。这是体重和身高的比值。在美国，如果 BMI 超过 25，你就会被认为是超重；如果 BMI 大于 30，你就会被认为是肥胖。你可以用本书第 43 页的表计算你的 BMI 值。这个比值被科学家们用来作为一个有力的方法，用来表示和记录这个国家的肥胖流行情况及其对健康和疾病的影响。但当你用这个数值来评价你的个人情况时，就会产生误导。

使用 BMI 判断个人的肥胖状况时，常常发生错误。例如，尽管一个足球运动员的过多体重是肌肉而非脂肪，根据 BMI 表，也会被认为属于超重。一个苗条的女士可以有正常的 BMI 值，但却有过多的体脂肪。实际上，在UCLA我们的诊所中进行的一项关于年轻女性的研究中，我发现：许多BMI只有23（在健康范围内）的女士，她们的体脂百分比相当高，能达到32%。因此，体型可以蒙蔽人。但对一个人的体型，依据瘦体重与脂肪的比值，却存在一个最佳的体重值。

我们可以把体型分为两类：一个是你能够使之改变的体型，另一个是你无法改变的体型。当然，重要的是了解两者之间的差异。在调整你的裙子的尺寸以及你对无法改变的体型的生活态度的同时，你可以改变那个可以改变的体型。我对超重患者抱有极大的同情。但我不能告诉你去调整自己适应现状，使你处在一个不健康的体脂水平，以此来保护超重患者不受别人的取笑。也就是说：我不能说：胖就美。但我可以说：我们喜欢所有体型的人，只要他们是处在健康体重或健康体脂水平。

改变你的体型的工具

大多数节食书都有一些“大”秘密，诸如“去掉膳食中所有的碳水化合物或脂肪”之类的内容，等等。做出的承诺往往是：如果你做这样简单的事，你就能够减重，并且能够保持几乎与你目前的进食方式相同的饮食习惯而不必放弃你喜欢吃的食物。但是，如果你不喜欢你目前的体型，想要改变它，一个简单的把戏或称手法就不见得奏效了。你的膳食和生活方式，可能同时存在许多不合理的地方，仅仅一个简单的方法不可能同时对生活方式的诸多方面都有效。

你需要的是一个个体化的计划。一个衣服尺寸不会适合每一个超重的人，因为人们具有不同的体型和体块大小。如果你不能准确地描述你的体型，你就没有做好制定个体化减肥和控制体重计划的准备。因此，你必须先了解：你的体型是怎样的？你是属于苹果型，还是梨型？你的体块儿是大，还是小？你的体型是胖还是瘦？

找出你的体型的轮廓图

请看下面的图，指出最接近你自己体型的一幅轮廓像。

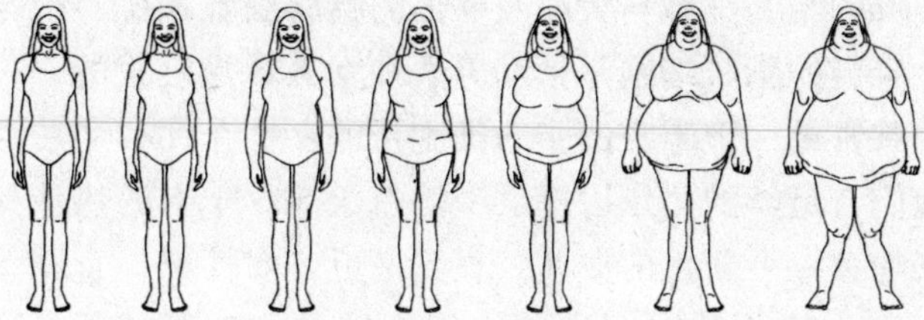

女性
苹果型

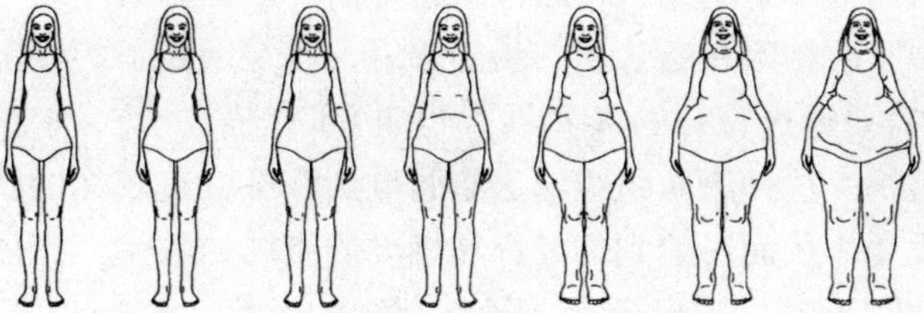

女性
梨型

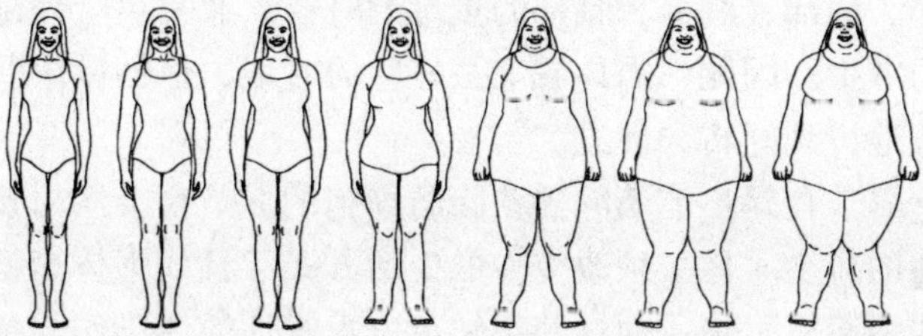

女性
比例匀称型

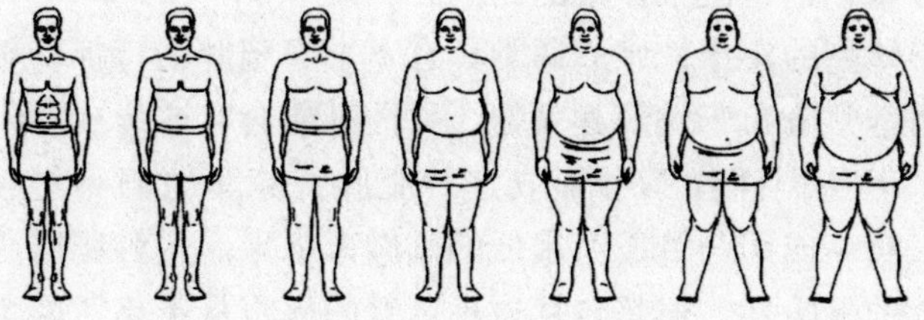

男性
苹果型

为什么体型会有差异

苹果型体型的人具有上身肥胖的特点。上半身，包括脸、脖子、胸部和腰部的脂肪细胞与大腿及臀部的脂肪细胞相比，细胞行为不同。上半身的脂肪细胞是帮助男人和女人承受饥荒的——饥荒在古代极其常见。下半身的脂肪细胞帮助女性在怀孕期贮存脂肪，以使她们有足够的热量以提供平均每天 500 千卡的热量到母乳中，用来哺育一个新生的婴儿。直到最近，女性都一直花费她们生命中相当大比例的时间和精力用来怀孕和哺育孩子。因此，这种脂肪与上半身的脂肪一起提供给她们一个优势条件。

上半身的脂肪粘附在肠管上，从外面看，就是增加了的腰围（从里面看就需要通过特殊的 X-射线，也叫 CT 扫描技术），它是更特化了的组织。这种脂肪组织输送脂肪酸到肝脏，造成你的胰岛素水平的改变，从而影响到你贮存和燃烧的脂肪的数量。当体内有太多这种脂肪时，它也会造成各种组织的炎症，包括心脏。当减轻你颈部、面部、胸部和腰部的重量的时候，通常也会伴随有内部脂肪的减少。因此，当你看上去好些的时候，你的健康状况同时也显著地得到好转和促进。

但是，单靠节食是不能消除这些脂肪细胞的。节食会同时造成肌肉和脂肪的减少。你必须改变你的生活方式并且加强体育锻炼，以便增加瘦肌肉组织，而这些组织可以重塑你的体脂肪与瘦体重的百分含量，达到健康体重的比例。

具有梨形体型的女士，她们通常具有下半身肥胖的特征。较多下半身脂肪常常分布于臀部和大腿。男性可能会有或瘦或胖的大腿和臀部，但他们往往不会形成这种肥胖，除非他们年纪很大，或者由于疾病或用药造成了很低的雄激素水平。这种肥胖并不具有医学上的危险性。但是自从这种可恶的祸根从英格兰降落到我们的海边，它就开始使得女性陷入了糟糕的境地。这些下半身的脂肪细胞抵制锻炼和减弱节食的效果；如果女士的代谢率低，即使她们去掉膳食中的所有热量，她们也不会减轻体重。你必须采取特殊的步骤，获得足够的蛋白质控制你的食欲，同时保持或增加肌肉，达到你的理想体型。

因此，如果你是下半身肥胖而不是上半身肥胖，减轻体重就比较困难。但是减轻上半身的脂肪却具有更显著的医学益处。值得庆幸的是：你一旦减掉上半身的脂肪，下半身的脂肪也会同时被减掉一些。

我将教你如何达到你的个人目标体重和体脂肪水平。然后，你就会判断你对你的新体型的感觉。当你知道你有一个合适的体型的时候，可能最终会使你“跳下”节食这个“过山车”，更好地过好未来的生活。

成功的六个步骤

我这本书的目的是：在激发你的改变动机、鼓励你去改变的同时，教你如何改变你的体型。这意味着：你必须是解决问题方法中的一部分，扮演着重要的角色。同时，我们将制定一个改变你体型的一个日程安排。我将给你提供六个步骤，但你一定要身体力行。

首先，我要使你顺利地通过改变的第一周。这要通过一个简单的使用代替餐的减重计划。这个计划我已经在几千名患者中用过了。每天两次，你将使用两顿与水果一起在搅拌器内制成的含极高蛋白质的奶昔。我把它称作营养奶昔，因为它比任何你见到的罐装食物味道都要好，并且它能提供与你身体需要量相适宜的蛋白质。它将减弱你的饥饿感，帮助你控制一天的食物选择活动。这个推进启动的一周将让你看到令人鼓舞的结果，从而激励你继续坚持下去。你将减掉一些体重和水份，而且很快就能收获比较好的感觉。我知道这套方案是有效的，但也决定于你自己的选择。如果你不想要这个快速的开始，你可以尝试一个两周的计划。在这个计划中，你每天饮用一顿营养奶昔，逐渐缓慢地减重。如果你能每天饮两顿营养奶昔，并一直坚持达到你的目标，你也可以努力这么做，这样效果会更快。

第二步：通过教你一些方法，抵御你喜欢的某些特殊“扳机”零食的诱惑。我将使你的减重计划更加个体化。你还将了解你的适宜的目标体重是多少，以使你不会在达到合适体重而尚未达到合适的脂肪与瘦体重比例时就停止行动。将会使你的蛋白摄入量个体化，以便控制饥饿感和对某些不良食物的馋欲。用这些信息武装自己，你将会制订出你的个体化的膳食计划。

第三步：你将学会在购物、在外就餐、旅行以及节日聚餐时进食的秘决。你将学习如何重新组织你的厨房，改变你的家庭食物环境。我也会提供一些简易的菜谱，几种花样，甚至一些能在特殊情况下发挥作用的健康菜谱。

第四步：我将教你如何杜绝和预防不良进食习惯的复发和行为倒退，帮你了解那些破坏你减重努力的不良行为模式的深层原因。你将学会自我激励的技能以及如何保持有效的情绪日志。你将通过认识行为模式的本质而知道如何改变它们。最后，你将学习如何避免自我破坏性的行为陷井，因为我将教你如何避免自己扇自己耳光（说了不做!）。

第五步：我将激励你增加最终获得成功的自信心。我将与你分享许多成功的故事。这些故事来自于我的经验，这些将使你能够展望你自己的成功。我也将建议你采取一些方法，这些方法能有效地回报你，使你能够有力地保持自己前进的势头。

第六步：你将会喜欢上并陶醉于我称之为“唯一的健康成瘾习惯”的体育锻炼活动，并把体育锻炼的习惯融入你的生活。我将教你如何在你的家中以及你的生活中创造出一个锻炼的空间，以克服你久坐少动的生活方式。不接受体检和长期久坐少动是一种疾病，它能够慢慢地在几十年中不知不觉地消融掉你的肌肉和骨骼，使你过早衰老。

因此，要做的事情就是：通过这六个步骤改变你的体型。在附录中有一些适合减肥的维生素、矿物质和一些中药补品的资料，这些资料是研究证明了的科学证据。我将把我对它们的最佳评价提供给你，并建议：你只可以结合膳食和生活方式改变计划来使用这些营养补充剂增加你减重的速度，单独使用可能无效。我反对关于魔力药丸和魔力草药的观点。我已经将这本书中所讲的许多内容背后的科学道理放在书后的附录中，作为独立内容，对它们进行了详细说明。这些部分的内容包括：体型和体脂肪背后的科学原理、膳食替代品、生物电阻抗分析方法、蛋白质的科学、好脂肪和坏脂肪、谷物及混合营养液、体育锻炼及增加肌肉以及维生素及矿物质的科学，等等。这些章节是为那些想了解更多关于改变体型的六大简易步骤的科学的人而设计的。

第一步

成功跨越

第一周

良好的开始是成功的一半。任何伟大的冒险，开始的阶段都是最重要的。在你开始改变你的体型之前，你需要先改变你的生活。认真地考虑一下，并确保你现在的确做好了改变的准备。如果你已经做好了准备，那么我就可以提供给你进行伟大开始所需要的信息和工具。在这第一个星期里，我们将跳过一切花哨的计算，我将提供给你一个简单的计划，你只要去实行就可以。我这样做是为了使你更轻而易举地开始这个计划。（如果你属于那些喜欢做任何事都精益求精的人中的一个，那么你可以跳到前边去，超前一些，计算一下这第一周中需要的蛋白质的确切数量。）

在这一章中，我将通过教你如何使用蛋白质来控制你每日的进食行为而使你武装起来。然后由你来做出选择。你可以通过使用代餐品助推启动你的减重计划（这些代餐品已经被科学证明了能够很容易地控制热量摄入），或者，你可以只简单地尝试吃控制了份量的食物，努力达到同样的效果。

我必须提醒你，让你知道：第二种方式也许听起来更吸引人，但仅减少你喜欢的食物的数量，却还能从膳食中获得充足的蛋白质、维生素和矿物质，这是很难做到的事情。科研结果显示：仅仅少吃一些你喜欢的食物，在所有减肥方法中是效果最差的一种方式。

减重是如何奏效的

如果你吃进去的热量与你体内燃烧掉的热量同样多，你的体重就会维持不变：

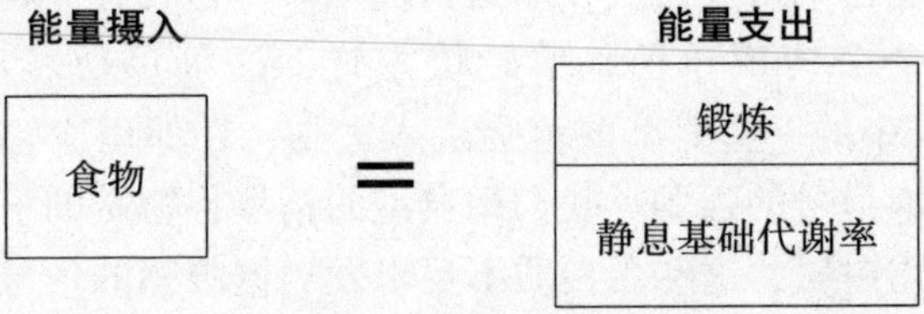

如果你吃进去的热量少于你燃烧掉的热量，你就能减少体重。你每天少吃 500 卡热量，那么你每周就可以减少 1 磅的体重。

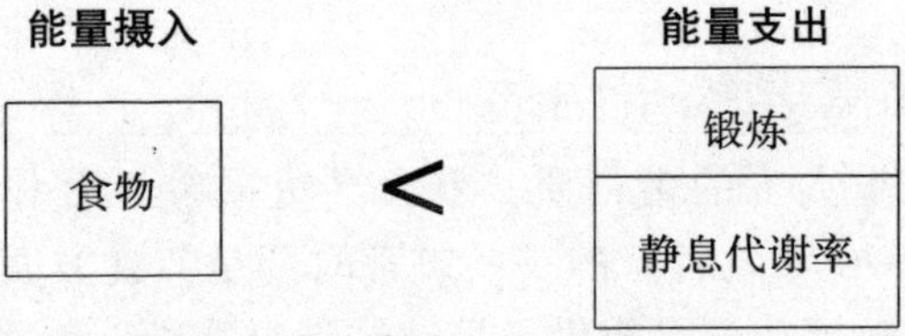

当吃进去的食物的数量少于燃烧需要的热卡数的时候，燃烧掉的另一部分热量必须从其它某些地方提供。这时，你的身体就从你贮存的脂肪中的能量拿出这部分差额。而当你每天比你身体需要量少摄入 500 卡热量时，每周就会燃烧掉 1 磅的脂肪。因此，如果你每天比你燃烧的热量少吃 250 卡热量，你每周就会减掉 1/2 磅；如果你每天少吃 1000 卡热量，每周你就会减掉 2 磅体重。以此类推。健康减重的关键是确保你吃进去的热量能提供你需要的营养。同时，有效地控制体重的方法的关键也要确保提供减少了热卡数的那些食物是好吃的和令人满意的。

脑内高蛋白信号的秘密

高蛋白质食物发送信号给大脑，从而避免你在进食后的几个小时内有饥饿感——这种信号比碳水化合物或脂肪提供的信号更强。当食物中的蛋白质在肠道内消化时，它就会分解成构成蛋白质的一个个构成单位，象砖块一样，这种单位就叫做“氨基酸”。其中的一些氨基酸就会进入大脑，在那里，它们能影响监控你饥饱信号的强弱。我们用典型的精碾谷物做的早餐常常含有太少的蛋白质，这些蛋白质不足以发送饱腹感的信号，不能维持你中饭前的饱腹感。营养奶昔的秘密就在于它能让你感觉很饱——如果你放入足够的蛋白质的话。正如你将会看到的那样，这个数量远远超出你的想象，很可能比你现在的摄入量要多。

你每天都需要的蛋白质

如果你吃太少的蛋白质，就会严重损害心脏和肌肉。这在80年代（1970年之后）的一些饥荒时期是节食方面的一个大问题。代餐品的换代产品提供了足够的蛋白质，避免这一问题的发生。如果按照推荐方法使用90年代（1980年之后）的代餐计划，每天使用2包代餐奶昔和一餐普通饭，就能够提供50～70克蛋白质。但是很多人抱怨说：喝了这些低蛋白乳之后的几个小时内就会感到饿。然后，到了1990年之后的时期，趋势变了，市场更喜欢高脂肪、高蛋白、低碳水化合物的膳食。这些物质让你觉得饱多了。但正如后面你可以看到的那样，这些膳食中的低碳水化合物并不健康，实际上你根本不需要用那些脂肪来让你感到饱足。

营养奶昔是令人满意的，因为它有与你体内需要量一致的足够的蛋白质。一个250磅的男子要感到满意和饱足应当比一个

120 磅的女子需要更多的蛋白质。这个道理是说得通的。我将向你展示如何用你的个体化的蛋白质处方制作一顿营养奶昔。但首先，我还是想就一些摄取蛋白质的典型计划给你出一个主意。

对一个一般的女子，我推荐每天摄入 100 克蛋白质。即在早餐及中餐使用营养奶昔，每餐提供 25 ~ 30 克蛋白质；在下午晚些时候进食一些含 25 克蛋白质的零食；在晚餐时，吃一份用 4 杯生菜、葡萄酒及米醋制成的沙拉，5 盎司鸡肉或鱼肉加上 3 杯炒熟的蔬菜以及一个作为甜点的水果。对一个普通的男子，我推荐每天摄入 150 克蛋白，即在早餐和中餐各吃 30 ~ 40 克蛋白质；下午吃含有 20 ~ 30 克蛋白的零食；晚餐吃 50 ~ 75 克的蛋白质。

使你的蛋白摄入量个体化

当你制做营养奶昔时，如何做才能使所有这些不同的蛋白质水平个体化呢？我做这些的时候，是通过把大豆蛋白乳同豆奶或同常见的脱脂奶进行混合来完成的。我使用的代餐混合液 I 号，每份含有 10 克蛋白质，豆奶或脱脂奶增加另外的 10 克蛋白质。然后我另外再增加 5 克蛋白粉营养补充剂，最后制成含 25 克蛋白的早餐，或另外增加 10 克（2 匙）蛋白粉制成一份含 30 克蛋白的早餐。

在这个减重的第一个星期中，我想让事情尽量简单一些。那么就需要从以前推荐的平均值开始。如果你发现你吃了这个含 25 克蛋白质的奶昔后的几个小时内感觉饿，那么你在下一份奶昔中就再增加一勺或 2 勺（每勺约含 5 克蛋白质）的蛋白粉营养补充剂。我在奶昔中增加 2 勺，使得总蛋白含量超过 35 克。每天 2 份 35 克的奶昔将提供给你 70 克的蛋白质。现在，在晚餐，如果你吃了 6 盎司重的一份鸡肉、瘦肉、火鸡肉、鱼或大豆代肉品，那么为达到每天 120 克的蛋白质摄入量，你就增加了另外的 50 克。这超过了一个女士的平均蛋白质推荐量（100 克），但低于对男士的平均推荐量。可是，如果有必要，通过估计你的蛋白质需要量，你还可以在本周的其余时间或者在第二个星期再进行调整。(见本书45页)

为安全起见，处于节食中的任何人都应当达到每天至少50克的蛋白质摄入量。这也是90年代（1980年之后）安全的但却易让人感到饥饿的代餐计划。你一定不要低于这个量。你可以从2个12克的不用加纯蛋白粉的奶昔，以及一餐含有一份3盎司肉制品的正餐来获得。在市场上有许多代餐品符合这个标准。但我相信，在这样的蛋白质含量下，你会觉得饿，并试图罢脱这个减重计划。如果使用得恰当，代餐品能够缓解这种现象。有许多研究，包括一些UCLA我的实验室的研究都表明：代餐品通过简单的热卡控制，能够非常有效地减重。

启动你的计划

在过去的20年间，我一直致力于研究安全有效的能够启动终身节食计划的奶昔。减重的关键是使你每天吃进去的热量低于你保持身体在静息和锻炼时需要燃烧的热量。如果你能做到每天比你燃烧消耗的热量少吃进去500卡，每星期你将会减少1磅的体重！除非你每天要消耗3000多卡的热量，经过第一个星期后你可以减掉的重量一般就是每周1~2磅。如果你仔细想一想，那就是在一年中可以减掉50~100磅。每周减重如果太快，达到超过每周减掉2磅体重的话，那就不是健康减重了。在一两周之内，你别妄想减掉20磅的事情。

在第一周，你将有可能减掉5磅或更多的体重，因为丢掉的是身体多余的盐分和水分。胰岛素被认为是控制进食的激素，当你很重的时候，会使你的身体保存多余的盐分和水。在第一个星期中，你的胰岛素水平由于你摄入的热量的减少会有所下降，你会减掉比你吃进去的水分还要多1夸脱的水分。由于一夸脱重约

2 磅，你可以推测第一周减掉的 5 磅体重有一半是丢掉的水和盐分。然而，你绝对感觉轻多了，并且当你看到体重计上下降的数值时，你也会感到非常满足。如果你脱离了计划，不按计划继续进行，开始吃进去更多的热量的话，这部分体重很快又以盐分和水的形式变回来。因此，还是回到你的计划中去吧！没人能在一天之内获得 3 ~5 磅脂肪，只需要几天时间，这些盐分和水分很容易就会回到你的体内。

要达到每天少吃进去 500 卡的热量以达到每周减 1 磅的体重的目标，你需要知道该如何控制热量的摄入。但是，计算食物中的热量几乎是不可能的。因为在加工食品、餐馆提供的食物以及目前提供的大份量食物中还有隐藏的脂肪、糖和淀粉。食物标签容易使人糊涂，很难了解如何去根据食物标签上的信息混合各种食物，组成一份健康饮食。高蛋白乳不但提供给你能量，帮你控制饥饿感，同时你也会清楚地知道，你正在摄入多少热量，以便你能组织你的理想的个人节食计划。

营养奶昔

制作你自己的高蛋白奶昔能够让你开始控制你的蛋白质摄入、你的饥饿水平，最终达到控制体重的目的。营养奶昔是二十一世纪的代餐品，它含有水果、大豆蛋白和钙，这些物质都包含于一个美味的餐包中。

我推荐你使用一种代餐品粉末，这种粉末由 10 克含有一定数量的异黄酮、健康碳水化合物、膳食纤维、维生素和矿物质的大豆分离蛋白以及每勺含 5 克蛋白的蛋白抽提粉末组成。这种蛋白抽提粉末能使你的营养奶昔的蛋白量更加个体化。比如：我用 2 桌勺（每桌勺容量约为 15 毫升，下同。）蛋白抽提粉，使我的营养奶昔中的总蛋白质含量达到 29 克。

按照这些简单的步骤在你的厨房里设置奶昔制做专区，用来准备你的营养奶昔。

买一个质量好一些的混匀器并使之保持清洁。混匀器相对来说不太贵，一般在减价时随处都是，价格为 30 ~ 50 美元不等。买一个你喜欢的类型，因为你每天早晨都要用到它。

把你的蛋白粉以及/或代餐粉放在混合器旁边的柜厨内，并把量器勺或匙放在手边。按你的计划，在混合器中加入相应量的各种粉末，达到你的蛋白质目标量。

买些脱脂乳或原味豆乳备用。我喜欢买小包装豆乳（称做利乐包）这种包装在你开封前不用放冰箱。

买一些新鲜或冷冻水果加到奶昔中，我通常是加入冷冻蓝莓，但你也可以使用香蕉、芒果、菠萝或草莓。

既然你准备好了，下面就是准确的顺序，按这种顺序混合各种原料成份制成美味奶昔。

1. 加入 8 盎司豆乳或脱脂奶到混合器中（可以增加 10 克蛋白作为开始）。
2. 加入理想数量的代餐粉。
3. 加入一定量的蛋白粉，蛋白粉与代餐粉加起来能达到你每天的蛋白质目标量（见本书第 15 页，“使你的蛋白摄入量个体化”）。
4. 加入一杯新鲜水果（蓝莓、草莓或香蕉），2 ~ 4 块冰；或 1 杯冷冻水果（是否加冰，自己决定。）
5. 一些混合器有制作滑润饮料的程序设置。如果你的混匀器不具备这个功能，那么就慢慢地开始，将各种物质混匀，然后用脉冲加速，保证冷冻水果或冰被削匀切碎，直到你得到均匀的细滑的浓奶昔。如果你使用新鲜水果，你将得到较淡的均匀奶昔。通过加冰块或冷冻水果，你能得到一种冰淇淋或牛奶的均质奶昔，得到哪种奶昔与你加多少冰有关。

6. 在 10 ~ 15 分钟之内用勺饮用或吃掉这些奶昔。慢慢吃，这样可以使得你的消化系统充分消化这些奶昔。在一整天中，当吃其他食物时，也要用更慢的速度吃。
7. 使用后，如果立即用热水洗干净你的杯子和混匀器，你就不用担心洗不干净了。

没有更好的办法去制做一顿奶昔。现成的罐装或袋装的奶昔在溶解蛋白质方面的能力有限，如果没有足够的脂肪使它们悬浮，那些蛋白质就会沉在下边。如果你看一下大多数高蛋白乳液，你就会看到其中有很多脂肪——有时脂肪高达 8 ~ 9 克。当你一直很忙，抽不出时间制做奶昔的时候，现成的高蛋白奶昔加上水果或蔬菜就是中午或下午晚些时候的方便零食。只不过你要记住；一定要仔细看标签，要尽量使用含脂肪 5 克以下、蛋白质含量介于 10 ~ 15 克的奶昔。

第一周的启动膳食（营养奶昔——营养奶昔——正餐进食计划）

你有改变自己的能力和威力。你可能无法改变你的工作、交通、天气或你的亲戚，但你可以改变你自己。所需要的只是一个计划。给我一个星期的时间，我就会让你踏上终身体重控制计划之路。选择某一天作为开始，买好你的供给，行动起来。

我建议你在开始的一周内每天使用 2 餐代餐品以便更有效地度过第一周。但是如果你觉得这对你太过份的话，你也可以只用一餐代餐奶昔，在早餐吃，并在中餐食用控制了份量的食物，这样可以达到较慢的减重效果。每一个代餐营养奶昔的制做，都可以根据自己的蛋白需要量，在你的代餐粉和脱脂牛奶或豆奶加入 2 桌勺纯蛋白粉而达到你的每天蛋白质目标数量（见本书 45 ~46 页）

当你计划你的第三餐（有时是中餐和晚餐）时，你应当简化步骤。这一餐基本上应该包括 3 ~ 6 盎司鸡肉、鱼肉或火鸡肉、2 杯炒熟的蔬菜、4 杯有米饭和红葡萄酒的沙拉，以及一个做为甜食的水果。在第二步，你将得到更多关于如何将美味大餐放在一起的好办法。

你的第一个七天

你可以看到下面的第一个七天的进食计划：营养奶昔——营养奶昔——正餐进食模式。有很多种不同的代餐乳的调味建议，但你不需要将它们都一一尝试。如果你能从中找到一种自己喜欢的，就可以整个一个星期都用它——但是你要知道：当人们感到枯燥时，人们常常会失去按照膳食计划进食的欲望。

你可以在你的蔬菜和水果中使用调味品。使用肉桂做一个烤苹果，可以使它吃起来象一片苹果派，而它的热量只不过才 100 卡，而苹果派却含有超过 400 卡的热量。最近的研究提示：当你在减重的时候，使用肉桂可能是一个好主意。对蔬菜来说，添加佐料是一个非常棒的方法。它可以使你的“绿色”食物更好吃。你也可以使用调味汁或番茄酱。好消息是：绝大多数佐料含有的热量并不高。同时，你也可以使用盐、胡椒甚至辣椒粉，想用多少就用多少。辣椒做为减重的辅助食物，其效能也得到了研究的证实。

第一天：

早餐：* 南瓜香蕉奶昔

中餐：* 巧克力山莓奶昔

零食：1 盎司烤大豆（黄豆）——大约 1/8 杯

晚餐：* 速食鸡汤

用 * L. A. 塑型沙拉汁搅拌的绿色沙拉

第二天：

早餐：* 草莓猕猴桃奶昔

中餐：* 奶茶奶昔

零食：1/2 个能量条（提供大约 125 卡热量及 10 克蛋白）

晚餐：Baja 海鲜开胃小菜（前菜）

用 * L. A. 塑型沙拉汁搅拌的绿色沙拉

第三天：

早餐：* 香蕉胡桃奶昔

中餐：* 菠萝、橙子、椰子奶昔

零食：1/2 杯脱脂鲜奶酪 + 1/2 杯鲜水果

晚餐：烤鸡、火鸡、虾、或鱼及蔬菜

加 2 桌勺烤肉汁

切碎的蔬菜沙拉

第四天：

早餐：* 浆果奶昔

中餐：* 橙子芒果奶昔

零食：2 盎司烤火鸡胸 + 1/2 杯小胡萝卜

晚餐：烤箱“炸”鱼

蒸绿菜花和胡萝卜

用 * L. A. 塑型沙拉汁搅拌的沙拉

第五天：

早餐：巧克力草莓奶昔

中餐：* 橙子 Julius 奶昔

零食：3/4 杯原味酸奶 + 1/2 杯水果

或 1 盒 8 盎司屋形包装的脱脂、无糖酸奶

晚餐：* 亚洲生菜杯

蒸混合蔬菜（什锦蔬菜）

第六天：

早餐：* 果汁郎姆冰酒奶昔

中餐：* 桃子杏仁奶昔

零食：1/2 个高蛋白棒及一个苹果

晚餐：* 多汁烤火鸡胸

蒸灰胡桃西葫芦

* 健康卷心菜沙拉

第七天：

早餐：咖啡抹茶奶昔

中餐：蓝莓-越橘奶昔

零食：1 个 3 盎司的罐装金枪鱼 +1 杯番茄汁或混合蔬菜汁

晚餐：* 多味牙买加鸡

加柠檬和莳萝蒸胡萝卜

番茄片 + 萝勒

* 菜谱从本书 94 页开始

喝水很重要

在你节食时最重要的事情之一是喝足够的水。正常情况下，你应当每天用 8 盎司大的玻璃杯喝 3 ~ 4 杯的水。你会发现，你下午的疲劳常常是由于脱水造成的，你只要注意水的摄入就会使疲劳得到缓解。如果你在锻炼或天气很热的时候，饮水就更加重要了。因为通过汗腺会丢失水分。但也不要矫枉过正。如果每天喝 2 夸脱（8 盎司大的玻璃杯 8 杯）的水，理论上你会变成象水浸泡了一样，将会发生手脚水肿。一些节食计划推荐这个数量，把它作为每天保持胃充盈的把戏。这样做是错误的，在一些人中会导致一些问题的发生，虽然这样的问题不常见，但的确有可能发生。有时在一些用大容器（1 夸脱大小）瓶子喝水的病人中，我看到过这种现象，当他们和我说话时，就用大瓶喝水。这是一个让人紧张的习惯，当然它也有一个医学名词：心理性烦渴。

下午饮茶，特别是喝绿茶，是一个极佳的能量助推器，茶可以帮助身体多燃烧掉能量。研究显示：如果你每天喝 4 ~ 6 杯茶或吃含有绿茶的营养补充剂（见第七步），绿茶能够刺激身体每天增加 80 卡的能量代谢。咖啡和茶中的咖啡因作用于肾脏，增加肾血流量。因此，茶和咖啡不必计算在水的摄入量中，因为它们会造成肾脏分泌出比它们含有的水分更多的尿液。

在节食过程中获得你的维生素和矿物质

许多代餐品粉末都含有某些维生素和矿物质，其数量常常是推荐的每日允许摄入量（或称为 RDA）的几分之一。RDA 是你的每天需要量。有色的水果和蔬菜也提供许多维生素和矿物质，但你应当确保：一旦你吃的膳食不够多样化，你一定要吃一些含有多种维生素和矿物质的营养补充剂。一般来说这是一个好办法，可以保证充足的叶酸的摄入量。在大多数每天摄入的营养补充剂中，不但含有大约 400 微克的叶酸，这些叶酸也比食物中的叶酸更易吸收。含有一日剂量的多种维生素也提供充足数量的许多其他重要维生素和矿物质。50 岁以下的成年男女每天应当从食物或营养品中摄入 1000 毫克的钙；而 50 岁以上的人应当摄入总量为 1500 毫克的钙。看看你食物及豆乳中的成份，把它们加在一起，计算出你膳食中有多少钙。你可能并不需要从营养补充剂中获取钙，但这得看你每天使用了多少代餐乳，它们又含有多少钙剂。如果你需要钙补充剂，最好选择一种同时含维生素 D 的钙剂，这有利于钙的吸收和利用。

对常见问题的抱怨

“我觉得虚弱乏力。”

过多进食会刺激一些人的神经系统，就像喝了一杯浓咖啡一样，可以使他们出汗，并使脉搏加快。过了一段时间，这种现象对超重的人就好像是正常现象了。一旦这些人开始节食，他们的神经系统就会稳定下来，达到正常的状态，但他们却抱怨没精力和萎靡不振。当我遇到这些问题时，我只告诉我的病人，他们现在处于正常的能量水平，如果他们觉得累就需要进行适当的休息和睡眠。经过一段时间的调整，他们就又觉得精力充沛了。

如果你不能规律地按时使用你的代餐乳，你同样会感到虚弱乏力。你是不是偶尔忘记了吃中饭？或者，为了更快地减重，你是不是没有在进餐时间进食？这是错误的，因为你由于空顿不吃饭或不吃代餐乳，你会总是需要吃得更多以恢复不进餐造成的疲倦。

“我吃饭不规律。”

一旦你改变你的膳食，你的消化功能也会随之改变。你可能有不规律的肠蠕动，或者，你也许会有肠胀气。如果你每天能进食 25 克的膳食纤维，你就会觉得好一些。增加膳食纤维的方法很多，最容易做的是吃水果和蔬菜。如果你不能从水果和蔬菜中得到 25 克的膳食纤维，那么，就吃一些营养补充剂来补充。有些膳食补充剂就是可溶性和不可溶性膳食纤维的混合剂，它可以帮助你变得肠蠕动正常一些。有些新型的膳食纤维能混合到饮料中去，而不致于产生粗糙的口感，每桌勺甚至能够提供 5 克的膳食纤维。

“我总觉得饿。”

造成真正饥饿的原因通常有两种：首先，你可能忘了吃饭，或在两顿饭之间间隔太长。如果是这样，就给自己制定一个进餐时间表——如上午 7 点、11 点、下午 4 点及 7 点为进餐时间——进食代餐品、零食或正常餐；另一个常见原因是由于蛋白摄入量不足。仔细检查一下你的代餐品，并确保它的每一份含有计算好的蛋白质含量。另外，也得保证你的饥饿感真的是生理性饥饿，而不是想吃你喜欢的食物。我将在第四步中讨论“扳机”食物及其控制方法。

“我头痛。”

便秘、紧张以及错过了进食时间是节食第一周中最常见的容易引起头痛的常见原因。你如果便秘，那就用前面介绍过的方法。紧张性头痛的引起，是从肩部肌肉痉挛开始，传到头皮部，肌肉痉挛切断了向头皮部流动的血流，造成头痛。仔细阅读第五步中的一些消除紧张的方法，就可以控制头痛的发生。正如我前面说过的那样，最重要的是不要错过进餐。

也有一些人的头痛是由于撤掉了饮食中的咖啡因而引起的。但正如我所担心的那样，你没必要戒除咖啡因。通常每天喝 1～2 杯咖啡，在节食过程中是安全的，而且还有可能有利于减重的进行。

“我觉得冷。”

当人吃得过饱的时候，体温实际上是上升的。我的很多病人，在开始节食之前来诊所的时候，都很爱出汗。而一周之后，他们就觉得好极了。另一方面，节食可能使你对温度变化更为敏感。体育锻炼、喝热茶和咖啡、在冷天穿暖和一些，诸如此类的方法都可以很好地解决这些不满和问题。但是，有时也有一些罕见的原因存在。感觉冷也可能是由于甲状腺功能低下造成的。因此，如果你总觉得发冷，就告诉你的医生。

你不一定有上述不适反应。别学那些年长的医学生，当读到一种疾病的时候，就往自己身上套。我的大多数病人并没有这些不良反应，他们还告诉我这个减重计划没让他觉得象其他人那么饥饿和难受。可是，如果你觉得需要一种膳食补充剂去帮助你控制食欲、刺激你的代谢，或者帮助你的脂肪细胞更有效地释放脂肪，就请参阅第六步中描述的一些方法。

现在，你已经在第一个七天中有一个很棒的开始，第二步将带你进入下一个七天。你可以在很长时间内使用一些菜单和食谱去减轻体重并且最终完全控制它。

第二步

个体化你的减肥计划

绝大多数的节食计划都使人有得有失。就好像你要从狗嘴里夺走一个危险的玩具，两者之间有同样的策略。当你想把玩具拿走时，同时也给了狗一个美味款待的诱惑。

低脂膳食，比如：Pritikin 膳食，去掉了脂肪但却添加了很多谷物、豆类、水果及蔬菜，只有有限的蛋白含量。缺少蛋白质使得一些人很容易饿，并且过多地进食淀粉类食物。对一些人来说，这也许的确是件很新鲜的事儿：一杯豆类食品、米饭、或土豆就含有 250 卡的热量；而一碗小扁豆汤却可以含有 500 卡的热量。只要你能燃烧掉（消耗掉）多余的热量，限制脂肪而允许淀粉类及精碾碳水化合物的摄入可以说是非常健康的饮食方式。可是，对一个减重计划来说，它就不能奏效了。

走向另一个极端的是阿特金斯膳食。阿特金斯膳食去掉碳水化合物，相反却提供给你肥的畜肉及奶酪。而肥的畜肉及奶酪在低脂肪膳食中属于限制性食物。最初的阿特金斯膳食是沉迷于去掉包括水果、蔬菜以及真正的全谷食物中的健康碳水化合物在内的所有碳水化合物。同时，阿特金斯允许你吃不限量的里脊以及其他一些听起来美味的食物。这就特别像在糖果店里的一个孩子，可以吃所有你想吃的熏肉及奶酪。乍听起来这种方法的确很不错。但我的经验是：很多人最终又由于无法抵御碳水化合物的诱惑而告终。最后，你改变不了你的味蕾，你又将减掉的体重找了回来。到他生命的最后阶段，阿特金斯（Atkins）医生扩展了膳食的选择范围，在膳食中包括了一些蔬菜。大多数认为自己是吃阿特金斯膳食的人实际上吃的是改良过的阿特金斯膳食，这些膳食包括了一些蔬菜和水果。

从这两种相反的观点，你可以学到些东西。附录中总结的科学研究显示：在短时间内，蛋白质比脂肪更容易让人产生饱腹感。我相信，是阿特金斯膳食中蛋白质在成功方面起了决定性作用。阿特金斯将一些真理（蛋白质帮助控制饥饿感）和吃所有“禁忌”食物的通行证结合起来。问题是：脂肪提供的热量隐藏在许多食物中，并在你不注意的时候、在不使你过饱的情况下进入到你的身体。因此，重要的是去掉一些膳食脂肪，使之处在一个合适的水平。在这个水平上，你只是用脂肪来保持食物的香味和凑足你的食物所含的热量。最终，脂肪提供的热量应当只占总热量摄入的 20% 。

阿特金斯配方曾经出过两次风头——第一次是在 1960 年代，第二次是在 1990 年代晚期，即在 1990 年代中期 Zone 膳食允许人们吃 30% 膳食脂肪的时候。Zone 膳食公开于 1995 年。阿特金斯膳食主张大量的 59% 的热卡来自于脂肪，而蛋白质应当提供总膳食能量摄入的 36% 。这种膳食几乎没有给健康碳水化合物留下什么空间。仅允许有 5% 的热能来自于碳水化合物。健康碳水化合物，比如：有色的水果和蔬菜等，因为它们富含膳食纤维、维生素、矿物质及植物化学营养成份，不应当由于它们是碳水化合物的来源就被去掉。虽然同样属于碳水化合物，但它们对健康的影响却大不相同。因此，不能一概而论。最初的高脂、高蛋白膳食是源自 200 多年前的一个企业家对一个超重的英国国王的建议。那些靠卖高脂肪食物赚钱的人被阿特金斯膳食震撼，一个《纽约泰晤士报》的专栏作家指责科学界，他认为：在高脂膳食导致体重增加的事实方面，科学家对公众撒了 10 年的谎！我们没有撒谎——脂肪还将使你肥胖。只不过情况更复杂了，科学家已经开始强调膳食中蛋白质的含量。我们也已经开始考虑蔗糖和淀粉与那些真正的全谷食品相比，对血糖和血胰岛素水平的影响（这些影响也称作升糖指数和升糖负荷），这些内容很快就在后面谈到。

一位在时尚膳食大赛中新进入的选手是“Phil McGraw 博士”，他是一个获得生理学博士学位（Ph. D.）的临床心理学家，也是前陪审团咨询员。他的计划将过时的节食方法与分离开来的补充剂相结合，提供给具有苹果型或梨型体型的人（对不同的补充剂几乎不做调整）。Phil 博士的方法包含一种有强烈个人责任感的老式的心理学方法。别让我犯错误。我认为个人的责任感和意志力是很重要的，但你必须知道如何做到让你自己拥有责任感和意志力。研究表明：在戒烟这件事上，你可以告诉人们有效地停止吸烟；然而，你不能只告诉人们，他们需要减重——你还必须告诉他们怎样做。其实，当告诉你：为什么肥胖是你的缺点之后，Phil 医生的解决方法只是告诉你：“克服它就行了！”

如果你试用了这些节食方法，或者认为它们不是为你而设计的，那就准备好用一种简单的能在真实世界里奏效的膳食。你不能只做一件事。去掉蔗糖或水果、减少大块畜肉的份量，或者去除所有脂肪，诸如此类的事情不但是不可能的，而且也没有必要。《洛杉矶塑型膳食》让你根据你的蛋白质需要量、你的热量需要量、你的目标体重以及你的食物嗜好和弱点制定适合你自己的减重计划。它让你来选择你要改变的膳食及生活方式中的某些内容。

抵御你的扳机美食和零食

首先你要明白：在你吃的食品中，哪些食物不应该多吃。这些食物有些能够控制你，使你不能控制你的摄入量。当你面对打开的一整袋儿巧克力点心——而你并不怎么饿时，你是否能做到只吃一块巧克力点心就停止了呢？这是一种奢侈行为，是人类仅在过去的100年左右的时间才发展了的事物。食品工业称这种行为是“吃休闲食品”，并且已经制造了几千种休闲食品，鼓励人们纵情享受美味。如果你在饥饿的状态下，吃的是合适的食物，一天吃上5～6次食物也没什么错。我这里谈到的行为是：你并不饿，而只是有强烈的进食欲望时的进食。由于你并不饿，食物必须吸引你的味蕾，否则你不会花钱去购买它们。用 Russeft Burbank 土豆制成、并添加了牛肉味香料的快餐炸薯条是用氢化蔬菜油制成的。它们的香味把你拉进饭店，但真正赚钱的东西不是炸薯条和汉堡包，而是可乐和其他软饮料。他们有百分之13000的利润余地。8盎司一杯的可乐就含有150卡热量，因此喝32盎司（通常的份量）就吃进去600卡的热量。如果这些热量不够，你只要再花39美分就可以使你得到“超量”快餐，获得另外的800卡的热量。正像一个食品工业的CEO曾告诉我的那样：“人们来是买我们的产品，而不是来寻求健康的。”说得真是太对了！

在下面的单子里，你会看到一些我称之为“扳机”食品的一些休闲食品和正餐食品。想一想，你在不饿的情况下，你多长时间吃一次这些食品。在第四步，你会学到如何通过改变行为，打消吃这些食物的欲望。

“扳机”食品是那些人们称之为“喜欢”的食品，但这种喜爱是一种爱恨关系的紊乱。当你吃它们的时候，它们使你觉得很好，然后你却感到有负罪感，知道它们将使你的体重增加。你可能会编出所有可能的理由，解释这次进食的理由有多么多么充分，或许你甚至不知道你已经吃了多少。我不想把你的多纳圈拿走，我只想让你把它们推到一边。如果你已经开始咀嚼炸土豆片、坚果或面包，只要注意：它们是不是全被吃完了，然后你就明白我的意思了。

我的病人在看这些“扳机”食物的清单时常有三种反应。

大多数人都知道哪种食物有问题，并且开始注意。还有一些人告诉我，我描述出了他们的全部膳食，他们得下很大功夫来克服。另外的一类人会告诉我，他们一点儿也没吃这些食品，但却仍然不能减掉体重。这些人由于有很少的瘦体重组织，他们因此有很低的基础代谢率。我将在这一章的后边谈到这些。现在看看下边的清单，在你个人的扳机食物上打记号。但这些食物只是最常见的，你可能还有其他属于个人的“扳机”食物，它们并未被列入这个清单。

“扳机”食物：

- 坚果
- 奶酪和比萨饼
- 全脂沙拉汁
- 蛋黄酱、植物黄油及动物黄油
- 肥的畜肉和肥鱼（含脂肪很多）
- 豆类、米饭、土豆、空心粉、饼干、炸土豆片及面包
- 冷冻酸奶、冰淇淋、蛋糕和糕点
- 可乐和果汁
- 白酒、混合酒及啤酒

“扳机”食品

你要准备控制你使用“扳机”食品的习惯，并且要将有热量的食物放在一边来改变你终身的进食习惯。因为这些食物可能会妨碍你减重。找出一种适合你的方式，现在就开始改变你的膳食，在今后也一直保持改变的成果。把这个短单子放在你的头顶或放在冰箱门上，如果你在厨房里来回寻找食物时，让你能够看到它。

坚果类

花生作为提味的佐料放在菜中会很不错，但要注意别超过一把。有时候它会让人吃起来停不住，特别是当你支持的棒球队输了的时候，往往会这样。把坚果作为休闲食品来吃，你必须控制进食的份量和热卡，因为一杯坚果含有超过 800 卡的热量。

奶酪和比萨饼

你是不是喜欢吃奶酪？每一片全脂奶酪含有 140 卡热量，即便是脱脂奶酪，每片也能提供 80 卡的热量。硬奶酪的 80% 的成分是脂肪。如果你每天只能消费 1200 卡的热量，那么奶酪提供的热量就增加得很快。比萨饼，就其本身来说是一个很好的食物组。大多数比萨饼，在它用精白粉做成的硬外壳里都含有油脂。大多数在上边放了奶酪以及一些高脂香肠、胡椒和洋葱。有些甚至在外壳中也填塞了奶酪。因此，热卡增加得更多。试试用绿皮西葫芦、空心粉西葫芦、或加番茄酱的高膳食纤维全麦空心面来代替这些食物吧！

调味沙拉汁

以奶油和油脂为基料制成的沙拉汁，在不计算加入的糖的情况下，平均每盎司含有 150 卡热量和 10 ~ 20 克脂肪。所以，避免使用所有的沙拉汁，包括那些被称为低脂的产品。橄榄油是一种健康油脂，但每桌勺（15 毫升）橄榄油含有与黄油和植物黄油相同的热卡数，因此，使用时也要谨慎。

尝试只用白葡萄汁制做的意大利陈醋、米醋、或红酒醋等替代品来拌你的沙拉，或用第三步中介绍的酱汁配方来做沙拉汁。用菠菜和其他深绿色蔬菜、西红柿、苜蓿芽儿，青椒以及其他蔬菜，会使你的沙拉更美味可口，并不一定非要依赖沙拉汁来提味儿。

蛋黄酱、植物黄油及黄油

被称为脱脂的人造黄油，实际上提供的所有热量也是来自于脂肪，因为它就像普通的人造黄油——只不过是稀释了的黄油。USDA（美国农业部）已经规定：如果一份人造黄油的脂肪含量少于0.5克，它就可以被称为脱脂产品。这是数学中唯一一个你可以把0.5四舍五入到0的地方。在附录中，我比较了“好脂肪”和“坏脂肪”，但它们都含有每桌勺120卡的热量，其中包括了蛋黄酱、人造黄油和黄油。

你要尽量选择吃只有一层果酱的高膳食纤维的面包。或者，如果你有三明治，那么尽量使用芥末、番茄酱，尽量不用蛋黄酱。

肥畜肉和含油多的鱼

最容易去掉膳食中大量热卡的地方就是肥的畜肉（包括猪肉、牛肉和羊肉，区别于鸡和鱼肉）以及含油脂多的鱼。比较肥的肉片包括小牛肉、牛肉、猪肉和羊肉。一块精瘦排骨包含了1500卡热量和50克的饱和脂肪。这个数量相当于一个五英尺高的妇女一天需要的全部热量和过量的脂肪。我很抱歉，必须告诉你：猪肉不是另一类的白肉！你可以选择不吃或每周最多吃一次。只吃一些瘦肉——包括里脊、嫩牛肉片、后腿上部或牛后腹部的牛排，那才是你的选择。可是你要注意每份畜肉的份量，特别是在饭馆里吃饭的时候。试试吃一份3～6盎司的瘦畜肉。3盎司就是你手掌面积的大小，用去皮的鸡肉或火鸡的白肉代替畜肉。如果这样有帮助，那就把牛排汁儿放在鸡肉上，把它当成畜肉。要注意：深色禽肉比白色肉含有更高的脂肪，其数量与一些畜肉含的脂肪可以一样多。

农场养殖的三文鱼（大马哈鱼）、鲑鱼和鲶鱼与大海中捕到的鱼，如金枪鱼和大比目鱼相比，含有比较高的热量和脂肪。因为：养殖场养的鱼很少锻炼，也没有像海里捕到的鱼那样用健康的鱼类和水草（海藻）进行喂养。尽管我们称之为“好脂肪”（见附录中的详实说明）的实质在养殖的和野生的三文鱼中是一样的，但养殖的三文鱼在含有好脂肪的同时，“坏”脂肪的含量是野生三文鱼的两倍。养殖的三文鱼堪称鱼世界最突出的代表，一份 8 盎司的三文鱼肉就含有 800 卡的热量。你可以用大比目鱼、鳕鱼、舌鳎、罐装的水浸金枪鱼、桔黄色罗非鱼、红鲷鱼或鲨鱼代替三文鱼。虾、扇贝、龙虾和螃蟹都含脂肪较少。别使用小海湾的虾、箭鱼、苏必利尔湖的白鲑，这些海产品都含有比其他鱼类高很多的汞金属元素，对人体有害。

豆类、米饭、土豆、意大利面食、饼干、炸薯片和面包

尽管你认为这些食物是健康食品，你还是需要知道：一杯米饭，豆类、意大利面食，或土豆含有 250 卡的热量，而大多数蔬菜每杯却只含 40 卡或更少的热量。在餐馆里点 2 份蔬菜，别吃你盘子里的土豆泥或米饭。这样，去掉 200 卡的热量并不会显得很难。让你的服务员在餐前别带炸土豆片或面包到你的桌边来。你可能会吃掉一篮子含有 550 卡热量的炸土豆片，或含有 320 卡热量的百吉圈或几片面包。只吃一片含高膳食纤维的面包，它在 70 卡热量中含有 3～5 克的纤维，你会觉得很快就饱了——或者你根本不吃面包。你每天只需吃三次高纤维全谷食品。仔细阅读食物标签，目前还没有为“全谷”而定的标签标准。

摘要所见，土豆片、炸土豆条、小吃饼干和椒盐脆饼干可能也还不错。然而，当你看到大多数美国人是如何消费这些食品的时候，你就会知道：这就意味着增加了另外的几百卡热量。20 片土豆片就含有 150 卡的热量。这就意味着 40 片炸土豆片含有 300 卡的热量等等，或者更吓人的热量数。每天多吃进去 500 卡热量将导致每周增加 1 磅体重的热量，甚至连眼睛眨都不眨一下，就在不经意间吃进去了。能够代替薯片的健康零食替代品是烤豆和坚果，每 1 盎司重的一份可以提供 100 卡热量并带有咸味，可以刺激食欲。

冰冻酸奶、冰淇淋、蛋糕及其他点心

这些款待食品以脂肪和蔗糖增加了大量多余的热量。即使是无脂肪的品种也含有很多多余的热量。因为它们含有蔗糖，因此就带有热量。取而代之，吃一块水果或在新鲜的草莓、香蕉、菠萝或其他水果上洒些巧克力糖浆，就可以满足你的牙齿对甜味的需要。或者，你也可以选择吃一种新型的含有更多蛋白质的“轻身健体”的酸奶或水果冰糕（但要注意蔗糖）。

软饮料和果汁

像上面提到的一样，8 盎司（不到一罐）的汽水含有 150 卡热量，32 盎司就含有 600 卡热量！尽管有节食可乐和软饮料可以喝，它却让人们养成了喝软饮料的习惯。因此，人们实际上并没有戒掉一个不良的饮食习惯。你可以选择喝白开水或带有一片柠檬或酸橙的苏打水来替代软饮料。

或许，果汁听起来很健康。但如果你喝 16 盎司一瓶的标有 130 卡的果汁，实际上你喝进去的却是 260 卡热量，130 卡热量的一份只有 8 盎司，或只有半瓶。USDA（美国农业部）认为：无论什么饮品，只要超过 12 盎司就是 2 份。因此，厂家就在标签上低标其所含热量值。他们假设（常常是正确的，你不会注意去看。）你不看每份的大小。去揭露这些伪装骗人的把戏不是常人所能做到的，要看穿它，你需要去读一个营养学的学位。取而代之的是：用一块水果代替果汁。（你将得到高质量的膳食纤维）或者喝含有少量 100% 果汁的加味果水。

白酒、混合饮料和啤酒

一杯啤酒含有 220 卡热量，它是一种精碾谷物，如同白酒，包括苏格兰淡啤酒、杜松子酒和威士忌。在混合饮料中，马格丽塔鸡尾酒含热量最高，平均每份含有 350 卡热量。最好的替代品，是在社交场合用碳酸水和酸橙代替一种混合饮料。或者用一小杯红葡萄酒，它含有健康的替代物，而且只含有 80 卡热量。如果不得不喝啤酒，就喝淡啤酒或超淡啤酒（含有 70～110 卡热量）。

想想列在下一张表中的你的“扳机”食品进食习惯花去的热量数吧！通过吃蔬菜和水果你能少吃进去多少热量数？记住：一个妇女平均每天只需要 1500 卡热量，而每个男士平均每天只需要 2100 卡热量。

那么，为什么我们还是如此地难以控制我们的“扳机”食品呢！哦，原来，人类是习惯性的生物。如果你吃了“扳机”食品，它们就会牢牢地将你控制。一种对你有“扳机”效果的“扳机”食品对别人的效果未必一样。改变你自己，需要时间和耐心。你可能曾经设法戒烟，但戒除“扳机”食品更难。实际上，这是最难的事。但我将努力告诉你：一旦有可能，就做简单的改变，这样可以使之容易做到。

你可能选择停止吃任何“扳机”食品。但至少，我会让你在吃之前想一想，决定你想吃多少，你会确定你自己的限度——就看你的了。

常见“扳机”食品的热量及脂肪含量

食物名称	每份含量	热量（卡）	脂肪克数及脂肪茶勺数
软饮料	20 盎司/瓶	250	0
花生	1 杯	835	71 克/14 茶勺
BBQ 土豆片	7 盎司/袋	970	64 克/13 茶勺
玉米片	7 盎司/袋	1065	66 克/13 茶勺
炸薯条	40 根	630	33 克/7 茶勺
奶酪乐之饼干	2 盎司奶酪 + 12 块饼干	410	28 克/6 茶勺

续表

常见“扳机”食品的热量及脂肪含量			
食物名称	每份含量	热量（卡）	脂肪克数及脂肪茶勺数
填充了外壳的超级至尊比萨饼	2 块	1020	52 克/10 茶勺
糖霜胡萝卜饼	中等大小一片	485	29 克/6 茶勺
巧克力片甜饼	6 小片	350	16 克/3 茶勺
苹果派	中等大小一片	410	19 克/4 茶勺
纽结脆椒盐饼干	25 个	570	5 克/1 茶勺
花生黄油酥饼干	9 块夹心饼	300	15 克/3 茶勺
百吉圈加奶油奶酪	中等尺寸的百吉圈 +2 桌勺奶油奶酪	400	10 克/2 茶勺
蓝莓脆皮松饼	大个的 1 个	410	10 克/2 茶勺
常见糖棒	3 盎司/棒	465	32 克/6.5 茶勺
冰淇淋	1 杯	350	24 克/5 茶勺
格兰诺拉棒	2 个	325	18 克/3.5 茶勺
填奶油的多纳圈	1 个	310	21 克/4 茶勺

（译者注：1 桌勺 =15 毫升；1 茶勺 =5 毫升）

一些“扳机”食品很好吃，这是由于添加的脂肪提升了它们的甜味。因此你可能会认为一个糖棒是甜食，但它实际上是一个糖—油的混合物，增加了很多的多余热量。但味道并不是唯一控制你的东西。食品广告应用心理学原理让你想吃这些食物，并诱惑你说：吃了之后会让你成为什么样或感觉如何如何好；比如说“牛排让你变强壮；冰淇淋让你心情愉快；巧克力……”，等等。让我们别听他们的。你不能只吃一片薯片或者用玉米糖浆甜化了的一种焦糖色的软饮料，它无非是一种真的新东西或者就是一种饮料的换代产品。这些潜意识的印象并非偶然；它们是一个梯队的工作人员经过对像你这样的人进行访谈、精心策划出来的。他们知道如何使这些信息进入你的头脑。这些访谈的小组成员和试食者推动可乐生产厂商调查甜味剂的数量，去吸引大多数人（人们对蔗糖大约占重量的10.5%的甜度最感兴趣）。然后食品科技人员去做工作，看看如何使用高果糖玉米糖浆、蔬菜油、人工色素及香料（香精）去生产美味、低成本、高利润的产品。他们始终在竭尽全力去多卖食物（如果你把这些称为食物的话）。这些食物含有更多的热量，目标是卖给你我这样寻求健康和美丽的人。而我们却正在试图努力变得更健康、想减掉几磅体重，以便使自己能再穿得上漂亮衣服。

你的目标体重、目标体型及身体脂肪

搞清楚你自己的合理的目标体重和体型是很关键的。许多研究证明：人们总是想有比医学理想体重（基于体脂百分比含量的）更少的体重。男子应当有15%～20%的体脂肪，而女士体脂含量应当占体重的22%～28%。二十岁以下的年轻女性运动员应当含15%～20%的体脂肪；而某些运动员，如篮球或田径运动员，含有丰富的肌肉组织，体脂肪含量甚至可以少到5%（一般为8%～10%）。那些想过分地减重，以进入较低重量级的摔跤选手，规则上允许至少含有5%的体脂肪。而这个数值一般被认为是绝对最小安全底限。可是，对你来说，最重要的不是达到最小安全限量，目的是使之处于你的合理范围之内。

找出你的合理目标体重和最佳体型

在合理的目标体重状况之下，你的肌肉和心脏中含有足够的蛋白质，能够保证健康。在这种合理的目标体重下，你也将有一个只适合你自己的健康体型。如果你努力减重，使体重低于由理想体脂百分比估计的目标体重（最佳理想体重），你的肌肉和心脏中的蛋白质就会被减掉一些。那么你的体型也不会看起来那么完美。这就好像减掉了肌肉的胳膊和腿，会变得松弛不健美。

一个著名的摄影家，她每年受命于一种运动画刊的泳装部分的摄影，她有权决定哪个女孩儿被选为年度泳装期刊模特。不像其他的时尚摄影作家，她拒绝为苗条型的模特（那些过瘦和有过少肌肉的人）拍照。相反，她坚持认为：她的模特应当有肌肉，能够显示她们身体的曲线，使她们看起来既健美又健康。她的这种立场是使女性理想体型更趋现实的第一步。今天，在商业和娱乐业有很多成功的女性，她们有多种体型，她们有的具有曲线优美的臀部和肌肉丰满的大腿，有的人以拥有肌肉丰满的肩部更显个性。尽管许多妇女努力使自己变小，而男子却想变得肌肉丰腴而强壮高大。男子对体型的追求不是那么着迷，但他们同样需要实现他们的最好体型。你个人能达到的好体型就是最好的，没有什么可以比它更好——你一定能够实现它，无论从哪里开始，只要达到就是最好。关键是，愉快地对待自己，取悦于自己，并接受和喜欢你的最佳体型。

你的热量需要量和预期的减重速率

我可以同时用几种方法估算你的热能需要量。最容易的方法就是测量你有多少脂肪，有多少瘦体重。在休息状态下（清醒、静卧不动）每天每磅瘦体重平均燃烧 14 卡热量。因此，一个有 100 磅瘦体重的女士，在静息状态下，每天会燃烧 1400 卡热量；而她的有 150 磅瘦体重的丈夫，在静息状态下每天会燃烧 2100 卡热量。那就意味着：如果他们吃同样的食物，她将会在一年中获得 75 磅的体重，而她丈夫将会维持体重不变。如果用另一种方法来说，如果他们每天都吃 1200 卡的热量，假设他们的活动水平和锻炼的水平燃烧同样数量的热量数，丈夫每周就会减掉 6 磅的体重；而她只能减掉 2 磅的体重。

人们一天中的某些时候消费多少热量，随活动水平的不同，数值也不同。你在睡觉、用计算机工作或进行体育锻炼时消耗的热量有很大的不同。静息代谢率是一个科学名词，表达了人体早晨躺在床上燃烧的热量。这个数量在一整天都恒定，代表了一个人每天的所有消耗热量总数的 75%。在半夜时，燃烧较少的热量，而每天通过锻炼能增加 25% 的热量消耗。但是我却发现：在休息和静息状态时消耗的热卡数是预测你节食时能减掉多少体重的最好指标。

你做不到轻易地改变你的代谢能力，但提高代谢能力的最有效途径是构建肌肉。多增加 10 磅肌肉，你每天就会多燃烧 140 卡热量。在跑台上锻炼半个小时，你可能消耗掉 200 卡热量。吃馅饼、薯条和一种奶昔代餐，你只得到 1300 卡热量。在附录中包括了一部分有关有效构建肌肉的最新科学知识，可以参阅。

因此你看，减体重的数学并不公平——是不是？我们的身体并不是为减体重而设计的，相反，在远古，由于饥荒的频频发生，获得食物、保持体重对生命具有重要的意义。在过去的 50 000年的人类历史中，不让体重减掉正是我们所需要的。但我们的基因组还没适应我们目前的代谢状况，还不能燃烧掉家庭外卖的比萨或奶油填充的多纳圈带来的多余热量。你花不起等待进化的代价，它需要几百万年。那么现在你能做什么？

个体化你的蛋白质需要量——不可思议的 29%

你的瘦体重决定你每天需要多少蛋白质，直到最近美国医学研究所扩大了它们的推荐值，比原来增加了 10% ~35%，它一直是政府专家组推荐值的 2 倍。这主要是由于认识到新的高蛋白膳食的供能作用。然而，也包括了对低蛋白质和低脂肪膳食，如原创的 Pritikin 膳食的作用的认识。Pritikin 膳食的蛋白质提供了膳食总热能的 15%。

Zone 膳食和阿特金斯高蛋白质膳食推荐：30% ~35% 的膳食能量应当来自于蛋白质，同时脂肪提供 30% 或 59% 的热量。我的推荐值是：29% 能量应当来源于蛋白质。这可能让人感到很奇怪，但它实际上与阿特金斯和 Zone 的推荐值没有什么不同。我推荐的这个 29% 是完全出于另一个完全不同的理由——洛杉矶塑型膳食计划有较少的脂肪和更多的水果和蔬菜。这个节食计划还有许多其它不同于早先节食方法的地方。

当用 29% 这个数值来表示你每天需要的蛋白质的量的时候，有一点抽象和深奥。但那不重要，最重要的是计算你每天需要多少克蛋白质来做为你膳食的基础。决定这个值的最准确的方式是计算你的瘦体重。这包括你体内的各种非脂肪组织，如肌肉、骨骼、器官、皮肤。这个重要的数值就是你每天需要的蛋白质的克数。

当你的瘦体重组织增加时，你每天在休息时需要的热量也会增加。休息时，每天每磅瘦体重燃烧 14 卡的热量。例如：一个女士每天在休息时燃烧 1400 卡热量（如果有 100 磅瘦体重组织），那么她每天就需要吃进去 100 克蛋白质。

100 磅 ×14 卡/（磅 × 天） =1400 卡/天

一个男人（有 150 磅瘦体重组织）每天休息时燃烧 2100 卡热量，需要 150 克蛋白质。

150 磅 ×14 卡/（磅 × 天） = 2100 卡热量/天

在上述例子中，每克蛋白提供 4 卡热量，总共提供静息热量需要量的 29% 。例如：100 磅瘦体重可以计算为每天休息时消耗 1400 卡热量，100 克蛋白质含有 400 卡的热量。如果用 400 卡除以 1400 卡，你得到的是 29% 。如果你用 150 克膳食蛋白质提供的 600 卡热量除以 2100 卡，你会得到同样的数值。这个规则对任何燃烧的热量都一样有用，因此它变为不可思议的、魔力的 29% 。

最准确实用的决定你瘦体重的方法是用生物电阻抗测量仪。

身体质量指数(BMI)确定表

BMI kg/m²	19	20	21	22	23	24	25	26	27	28	29	30	31	32	33	34	35	36	37	38	39	40
身高(英寸)																						
58	91	96	100	105	110	115	119	124	129	134	138	143	148	153	158	162	167	172	177	181	186	191
59	94	99	104	109	114	119	124	128	133	138	143	148	153	158	163	168	173	178	183	188	193	198
60	97	102	107	112	118	123	128	133	138	143	148	153	158	163	168	174	179	184	189	194	199	204
61	100	106	111	116	122	127	132	137	143	148	153	158	164	169	174	180	185	190	195	201	206	211
62	104	109	115	120	126	131	136	142	147	153	158	164	169	175	180	186	191	196	202	207	213	218
63	107	113	118	124	130	135	141	146	152	158	163	169	175	180	186	191	197	203	208	214	220	225
64	110	116	122	128	134	140	145	151	157	163	169	174	180	186	192	197	204	209	215	221	227	232
65	114	120	126	132	138	144	150	156	162	168	174	180	186	192	198	204	210	216	222	228	234	240
66	118	124	130	136	142	148	155	161	167	173	179	186	192	198	204	210	216	223	229	235	241	247
67	121	127	134	140	146	153	159	166	172	178	185	191	198	204	211	217	223	230	236	242	249	255
68	125	131	138	144	151	158	164	171	177	184	190	197	203	210	216	223	230	236	243	249	256	262
69	128	135	142	149	155	162	169	176	182	189	196	203	209	216	223	230	236	243	250	257	263	270
70	132	139	146	153	150	167	174	181	188	195	202	207	216	222	229	236	243	250	257	264	271	278

续表

BMI kg/m²	19	20	21	22	23	24	25	26	27	28	29	30	31	32	33	34	35	36	37	38	39	40
身高																						
71	136	143	150	157	165	172	179	186	193	200	208	215	222	229	236	243	250	257	265	272	279	286
72	140	147	154	162	169	177	184	191	199	206	213	221	228	235	242	250	258	266	272	279	287	294
73	144	151	159	166	174	182	189	197	204	212	219	227	235	242	250	257	265	272	280	288	295	302
74	148	155	163	171	179	186	194	202	210	218	225	233	241	249	256	264	272	280	287	295	303	311
75	152	160	168	176	184	192	200	208	216	224	232	240	248	256	264	272	279	287	295	303	311	319
76	156	164	172	180	189	197	205	213	221	230	238	246	254	263	271	279	287	296	304	312	320	328

摘自:美国国家心脏、肺脏及血液病研究所

上表包含了数学和矩阵的换算结果,以此来估计 BMI 值。在使用本表的时候,先在左边的第一列中的数值找到你的身高,然后,顺着在数值的同一行横向找到你的体重值(磅),与你的体重值处于同一列的顶部的数值就是与你的身高体重相对应的 BMI 值。

它能够测量脂肪和瘦体重组织。如果你不能通过你的医生、营养学家、个人体重咨询师接触到生物电阻抗体脂肪测定装置，那么下面的两张表会对你有所帮助。它可以帮助你不用进行任何特定的测量，如生物电阻抗分析装置，而简单地估计你每天的蛋白质目标量。如果你要了解有关体成份和生物电阻抗分析法的相关知识，请参阅附录部分。

首先，用你的身高和体重在本书43页表中去查你的体质指数（BMI）。

然后，用你的BMI和你的身高，在45页和46页的表格中找你的蛋白质目标估计值。四舍五入进到下一个25克蛋白质单位。例如，如果你的蛋白质目标值是112克，就进值到125克——每天摄入125克蛋白质；如果你的估计蛋白质目标是145，那么每天就吃150克蛋白质。依此类推进行计算。

女性每日蛋白质摄入量估计值（克/天）

	体质指数（BMI）												
身高	**19**	**20**	**21**	**22**	**23**	**24**	**25**	**26**	**27**	**28**	**29**	**30**	**31**
4′10″～5′0″	79	81	81	84	86	86	87	88	91	91	92	94	96
5′1″～5′4″	91	95	97	98	99	101	102	103	106	107	109	109	112
5′5″～5′8″	105	107	110	110	113	114	117	119	122	122	123	127	131
5′9″～6′0″	118	120	122	125	127	129	131	133	135	138	140	142	144

	体质指数（BMI）								
身高	**32**	**33**	**34**	**35**	**36**	**37**	**38**	**39**	**40**
4′10″～5′0″	97	99	99	101	102	105	105	107	108
5′1″～5′4″	114	116	118	120	121	122	124	127	128
5′5″～5′8″	130	131	134	135	138	140	142	143	145
5′9″～6′0″	146	149	151	153	154	156	158	161	163

男性每日蛋白质摄入量估计值（克/天）

	体质指数（BMI）												
身高	19	20	21	22	23	24	25	26	27	28	29	30	31
5′1″～5′4″	107	109	111	112	114	117	117	118	120	122	123	124	127
5′5″～5′8″	122	123	124	127	129	131	132	135	136	139	140	143	144
5′9″～6′0″	135	138	140	143	144	147	150	152	154	156	157	160	162
6′1″～6′4″	151	155	157	158	162	165	166	168	172	174	176	179	182

	体质指数（BMI）								
身高	32	33	34	35	36	37	38	39	40
5′1″～5′4″	129	130	132	134	135	136	139	141	142
5′5″～5′8″	145	147	150	152	156	156	157	160	161
5′9″～6′0″	164	166	168	171	173	175	177	178	180
6′1″～6′4″	184	187	187	190	194	196	198	201	202

现在你已经知道你该吃多少蛋白质，那么就在下表中选择你喜欢的属于高蛋白/低脂肪的食物，包括瘦肉，鸡、鱼、海产品，鸡蛋白、脱脂乳品以及豆制品代肉制品（素肉等）。所有这些蛋白质都是优质蛋白质。它们含有合适的氨基酸混合比例，这种比例适合于构建你健康良好的身体所需要的成份。你可以选择用大豆蛋白组成的素食者膳食，这是优质蛋白。或者你可以选择鸡蛋白、鲜乳酪和瘦肉等优质的蛋白质。如果这两种你都想吃，我建议你，为了良好的健康，摄取的蛋白质应该一半来自于动物蛋白，另一半来自于素食者的食物。这样的建议是基于一些动物实验的科学研究结果。这些研究突出地显示了动物和蔬菜蛋白质的不同氨基酸组成。

一个单位含有25克左右蛋白质的各种食物			
食物名称	**一个单位**	**热量**	**蛋白质（克）**
早餐			
鸡蛋白	7个蛋清	115	25
脱脂鲜奶酪	1杯	140	28
加味大豆蛋白	1份加味大豆蛋白	180～200（不等）	19～25（不等）
代餐品和脱脂奶	代餐品和1杯脱脂奶		
素食者			
大豆加拿大培根	4片	80	21（不等）
原味大豆蛋白粉	1盎司	110	20～25
大豆米片	1/2杯	140	25（不等）
加味大豆蛋白	1份加味大豆蛋白	180～200（不等）	19～25（不等）
代餐品和豆乳	代餐品和豆乳		
午餐和晚餐			
火鸡胸	熟品3盎司	135	25
鸡胸	熟品3盎司	140	25
瘦畜肉	熟品3盎司	145～160	25
海鱼	熟品4盎司	130～170	25～31
（三文鱼、金枪鱼、海鲈鱼）			
小虾、螃蟹、龙虾	熟品4盎司	120	22～24
金枪鱼	熟品4盎司	145	27
扇贝	熟品4盎司	135	25
鸡蛋白	7个蛋清	115	25
脱脂鲜奶酪	1杯	140	28

续表

一个单位含有25克左右蛋白质的各种食物			
食物名称	一个单位	热量	蛋白质（克）
素食者			
原味大豆蛋白粉	1盎司	110	20～25
大豆热狗	2节香肠	110	22（不等）
大豆米片	3/4杯	120	24（不等）
大豆汉堡包	夹2个肉饼	160	26（不等）
豆腐，韧豆腐	1/2杯	180	20（不等）

膳食中的其他成分

植物本身能够制造蔗糖、蛋白质和脂肪，我们吃这些物质做为我们身体的能量。植物同时也制造几千种植物化学物质。这些物质有调节植物生长、吸引有益细菌、抵抗病虫害等功能。尽管这些活性物质由植物制造出来，服务其自身，它们对我们的身体却也有很多重要的健康益处。它们在我们的细胞中作为抗氧化剂，对健康有特别重要的作用。

现代医学已经浓缩和提纯了这些植物化学物质，以便从植物中提取药物成份。实际上，三分之二的药物都是来源于植物。最近一个很轰动的例子就是紫杉醇（Taxol），它是从紫杉树皮中提取出来的，已经成为非常有效的抗癌药物。在低剂量情况下，许多诸如此类的物质可能都有预防包括肿瘤（癌症）在内的与老年状况相关的一些常见疾病。植物生理活性物质是以相关的化合物的家族而被发现的，它们是一群物质，而不是制药工业制成的医学上被纯化的晶体。

水果和蔬菜的颜色与它们含有的植物化学物质相关。西红柿的红颜色就来源于一些化合物的家族：包括番茄红素（人们最熟悉）、八氢番茄红素（phytoene）、phytofluene、维生素 E 和维生素 C。番茄红素定位于男性的前列腺中，越来越多的科学证据表明它对肿瘤有预防作用。胡萝卜、南瓜和冬南瓜的橙黄色是来源于 β-胡萝卜素，它可以转化为维生素 A，使人保持良好的视力和预防癌症。黄绿色的叶黄素与很多植物（如菠菜和其他绿叶蔬菜）中的视紫红质同时产生，定位于眼睛后部视网膜部分，这个部位，可以汇集进入眼中的大部分光线。证据表明叶黄素可能有利于预防斑点性退化，这是一种老年性失明最常见的原因。蓝莓的紫色代表了可能预防老年性记忆减退的一些化合物家族。本书 50 ~ 51 页的表列出了水果蔬菜中含有的颜色以及它们含有的植物化学物质。看了这张表，你就会明白为什么我要推荐你每天吃 7 份水果和蔬菜了。如果你不能做到每天吃 7 份，有些营养补充剂（营养品）能够以片剂或胶囊的形式提供这些植物化学物质。

有色的水果和蔬菜含有对健康有益的碳水化合物，这些成份不会造成你的体重增加。不管你读了什么样的书，有些书可能告诉你胡萝卜和香蕉也会使人发胖。我要告诉你，它们不会使人发胖。除了那些淀粉类蔬菜，如豆类（扁豆、菜豆等）和土豆（它们没有被列在推荐的水果和蔬菜名单上），没有什么水果和蔬菜可以使人发胖。

一个人每天应当吃的蔬菜或水果的份数是很难理解的。官方对“一份”的定义是半杯熟的蔬菜或水果。但如果是生的蔬菜，那一份就是一杯（约 240 毫升）。我们已经简化了大多数表格，并指明：用 1 杯做为一份食物数量的多少，是为了打消这种混乱的概念。在本书 87 页，我对餐馆的健康和不健康正餐进行了比较，它表明：在一顿饭中，健康餐馆的饮食可以提供给你五份的水果和蔬菜。因此，这就不奇怪了，在进食健康膳食的国家，人们平均水果和蔬菜的摄入量为每天 1 磅（或者大约为 7 份）。如果你想在吃饭时既要吃饱肚子又要减轻体重，那就着重进食象菠菜这样的蔬菜，而不是水果。我喜欢吃一杯熟菠菜（2 份），上边洒上番茄酱（1/2 杯或一份），其总热量为 90 卡（40 卡来源于菠菜，50 卡来源于西红柿酱）——这也意味着我同时吃进去两种颜色的食物。对甜食来说，一些冷冻或新鲜的蓝莓怎么样？半杯就能多提供给你这种相当棒的水果含有的紫色植物化学物质（被称为花色素苷）。呈现紫色是因为其化学结构使它们吸收除了彩虹中蓝紫色之外的其他可见光线。大多数餐馆会给你制做由混合时令水果如草莓、树莓或甜瓜制成的甜品碗。

水果和蔬菜也是膳食纤维的丰富来源。你每天的纤维的目标是 25 克，它可以来源于每份含 5 克纤维的五份水果或蔬菜。下面的表中的黑体字标示的水果和蔬菜就是每份达到 5 克以上膳食纤维的食物种类。你的最佳选择是每天规律地吃至少五份能在每份中提供 5 克以上纤维的水果或蔬菜，以保证你每天吃到 25 克膳食纤维。如果你只能吃 3 份，那你就需要一个含 10 克膳食纤维的营养补充剂。最新的这些形式的补充剂包含了左旋果糖寡糖、瓜尔胶和其他可溶性膳食纤维。你可以把它们混在你的咖啡中或放在你早晨的蛋白乳中食用，丝毫不影响食物味道。高纤维谷物是从膳食中获得纤维的另一种方法，但要仔细挑选。在附录中，你可以看到一个标有常见谷类制品含有的膳食纤维、蛋白质和蔗糖含量的单子。如果你要在膳食中包含谷类制品，就需要仔细选择。我认为每天早晨的营养奶昔是你达到洛杉矶塑型体型并保持它的一个很棒的方法，但如果你想经常吃些谷物，那就仔细阅读这个清单。

颜色	水果和蔬菜	主要的植物营养素及其健康效用
红色	西红柿，西红柿做的汤、汁或酱，粉色葡萄柚或西瓜	**番茄红素**是自然界的一种最有潜力的自由基捕获物质，它能够减少患心肺疾病以及前列腺癌的危险。
红色/紫色	红葡萄，蓝莓，黑莓，樱桃，李子，树莓（覆盆子），草莓，红苹果	**花色素苷**是强有力的抗氧化剂，能够加强皮肤和其他组织、肌腱和韧带的机能。对老年性精神机能性疾病有好处。

续表

颜色	水果和蔬菜	主要的植物营养素及其健康效用
橙色	杏，橡实，南瓜，灰胡桃，黄色西葫芦，胡萝卜，芒果，南瓜，甜土豆	**α-和 β-胡萝卜素**是类胡萝卜素。它们是非常有效的抗氧化剂。通过预防氧化损伤抵御癌症的发生；通过转化成维生素 A 提高视觉功能。
橙色/黄色	Clementines，越橘，橙子和橙汁，桃，菠萝和菠萝汁，蜜桃，木瓜，柑桔，tangelos	柑橘类水果的外皮含有柠檬烯和其他的化学物质，这些物质有抗肿瘤作用。在整个的水果介质中，含有丰富的维生素 C 和类黄酮。
黄/绿	菠菜，鳄梨，深绿色生菜，绿色和黄色柿子椒，嫩菜豆，甘蓝，绿芥末，绿豌豆，白兰瓜（香瓜），黄玉米	**叶黄素和玉米黄质**是汇集于视网膜的色素，帮助减少白内障产生的危险和老年性巩膜退行性变。
绿色	花椰菜和花椰菜芽，青菜，抱子甘蓝，圆白菜，大白菜，羽衣甘蓝	**莱菔子素，异硫氰酸盐和吲哚**通过刺激一些酶的形成阻止多种疾病的发生。这些酶能够消除体内的有毒药物和致癌物。
白色/绿色	芦笋，芹菜，细香葱，菊苣，大蒜，韭葱，蘑菇，腌小洋葱，梨，青葱	**烯丙基硫醚**是大蒜和洋葱中有刺激性臭气味的化合物，但它也可以促进血管健康。**槲皮苷**是一种有潜在抗癌功能的类黄酮物质。

蔬菜和水果的颜色分组

（女性和男性：每天应当从每种颜色组中至少选择一种食物。）

红色

食物名称	份量	热量（卡）	纤维（克）
番茄汁	1 杯	40	1

续表

蔬菜和水果的颜色分组

（女性和男性：每天应当从每种颜色组中至少选择一种食物。）

红色

食物名称	份量	热量（卡）	纤维（克）
番茄沙司/酱	**1 杯**	**100**	**5**
用水做的西红柿汤	1 杯	85	0
西红柿蔬菜汁	1 杯	45	2
炒西红柿	1 杯	70	3
生西红柿	1 个大个儿的	40	2
西瓜	1 杯西瓜丁	50	1

红/紫

食物名称	份量	热量（卡）	纤维（克）
糖萝卜	1 杯	75	3
黑莓	**1 杯**	**75**	**8**
蓝莓	**1 杯**	**110**	**5**
炒茄子	**2 杯**	**60**	**5**
石榴	中等大小 1 个	120	1
李子	3 个小的	100	3
树莓	**1 杯**	**100**	**8**
红苹果	中等大小 1 个	100	4
炒紫圆白菜	2 杯	60	6
红柿子椒	1 个大个儿的	45	3
干红葡萄酒	4 盎司/杯	80	0
草莓	**1.5 杯 草莓丁**	**75**	**6**

橙色

食物名称	份量	热量（卡）	纤维（克）
烤南瓜	**1 杯**	**85**	**6**
杏	5 个	86	4

续表

蔬菜和水果的颜色分组

（女性和男性：每天应当从每种颜色组中至少选择一种食物。）

红色

食物名称	**份量**	**热量（卡）**	**纤维（克）**
罗马甜瓜	1/2 个中等大小	80	2
炒胡萝卜	1 杯	70	5
生胡萝卜	**3 个中等大小**	**75**	**6**
芒果	1/2 大个儿的	80	3
炒南瓜	1 杯	50	3
烤笋瓜	**1 杯**	**70**	**7**

橙/黄

食物名称	**份量**	**热量（卡）**	**纤维（克）**
蜜桃	1 个（大）	70	2
橙子	1 个（大）	85	4
木瓜	1/2 个（大）	75	3
桃	1 个（大）	70	3
菠萝	1 杯（切成丁）	75	2
橘子	**2 个（中）**	**85**	**5**
黄柚子	1 个（瓣）	75	2

黄/绿

食物名称	**份量**	**热量（卡）**	**纤维（克）**
鳄梨	1/4（通常瓣）	80	2
香蕉	1 个（中）	90	2
Collard greens（炒熟的）	**2 杯**	**100**	**10**
黄瓜	1 个（中）	40	2
炒嫩菜豆	**2 杯**	**85**	**8**
青椒	1 个（大）	45	3

续表

蔬菜和水果的颜色分组

（女性和男性：每天应当从每种颜色组中至少选择一种食物。）

食物名称	份量	热量（卡）	纤维（克）
白兰瓜	1/4（大）	100	2
猕猴桃	1个（大）	55	3
炒芥菜	**2杯**	**40**	**6**
长叶生菜	4杯	30	4
炒菠菜	**2杯**	**80**	**8**
生菠菜	4杯	30	4
炒绿甘蓝	**2杯**	**60**	**10**
黄色柿子椒	1个（大）	50	2
炒带皮西葫芦	**2杯**	**60**	**5**

绿色

食物名称	份量	热量（卡）	纤维（克）
炒菜花	**2杯**	**85**	**9**
抱子甘蓝	1杯	60	4
炒圆白菜	2杯	70	8
生圆白菜	2杯	40	4
炒花椰菜	**2杯**	**55**	**6**
炒大白菜	**2杯**	**40**	**5**
炒羽衣甘蓝	**2杯**	**70**	**5**
瑞士甜菜	**2杯**	**70**	**7**

白/绿

食物名称	份量	热量（卡）	纤维（克）
洋姜	**1个（中）**	**60**	**6**
芦笋	18个嫩茎	60	4
芹菜	3大根茎	30	3
细香葱	2桌勺	2	0

续表

蔬菜和水果的颜色分组

（女性和男性：每天应当从每种颜色组中至少选择一种食物。）

食物名称	份量	热量（卡）	纤维（克）
生菊苣	**1/2 头**	**45**	**8**
大蒜	1 瓣	5	0
炒韭葱	1 个（中）	40	1
炒蘑菇	1 杯	40	3
洋葱	1 个（大）	60	3

你每天能从蔬菜和水果中获得多少膳食纤维？用上表计划你的一天。你也可以用这些信息填写你的食物日志。我将在附录中提供这些食物日志。

1. ________________
2. ________________
3. ________________
4. ________________
5. ________________
6. ________________
7. ________________

合计________________

淀粉和谷物

膳食纤维既存在于前边表中列出的水果和蔬菜中，同时也存在于谷物中，这点将在本节讨论。如果你每天不能从水果和蔬菜中获取 25 克膳食纤维，剩下的部分可以从全麦制品或膳食纤维补充剂中获取。尽管是全麦制品，你也一定担心总能量的摄入。你还是应当吃非常有限数量的全谷制品提供的碳水化合物。每片全麦面包含有 100 卡热量。豆类、米、小扁豆和其他淀粉类蔬菜每杯含有 200～250 卡热量，而菠菜和绿菜花每杯只含有 40 卡热量。尽管玉米和豌豆每杯含有 140～150 卡热量，它们也被归在淀粉类蔬菜中。它们每杯含的热量低于豆类，但高于大多数蔬菜。因此当食用时，应当吃小份的量。尽管 USDA 的官方份量大小是 1 杯，我还是在下表中指出用 1/2 杯的份量大小，你可以理解我为什么这么做了。所有的份量数都是按含有同样热卡的不同食物的份量。但是，别骗自己，吃 1 杯豆类或吃一整杯或 2 整杯真就能得到 250 ~ 500 卡热量吗？在你吃这些食物的时候，如果你不能控制你需要的份量，干脆就别吃，否则不经意间你就会吃进去过多的热量。

这里，最适合说明什么是“好”碳水化合物，什么是“坏”碳水化合物。我说过，人不吃碳水化合物是不可能的。因此，我建议你吃“好”的碳水化合物，如那些来源于水果和蔬菜的碳水化合物，而不吃纽结椒盐脆饼干、薯片、棒棒糖和其他零食小吃。水果和蔬菜含热量很少，同时它们也具备其他保健的特性。在尝试吃无碳水化合物膳食的时候，人们都会说“无碳水化合物”膳食是如何如何容易做到，但我的病人一年之后回来时却对我说，他们做不到去除膳食中的所有碳水化合物。这就验证了我的临床经验，科学文献也报告了同样的事实。

但是，一有可能，你就要仔细看你的盘子，并减掉一些像白面包和意大利面食那样的谷物制品，同时还要限制土豆和豌豆的摄入。即使是全麦食品，每一口也含有很多热量，每天也不能超过 1 ~ 3 份。在你的节食计划中，减少谷物摄入量对你没什么害处，它也是减少热量摄入的最棒的途径。如果你发现：当你一旦减轻体重后很难保持其效果（这种问题在我的患者中很少有，但不是不可能发生），那么，全麦食品就是保持你不断减少体重的最好办法。男人具有很高的热能需要量，他们需要全麦制品保持体重和能量水平。

“无碳水化合物”膳食中脂肪的秘密

“无碳水化合物”膳食除了用蛋白质来填补空白之外，还含有很多脂肪。实际上，阿特金斯推荐：摄入的总能量的59%要来自于脂肪，而只有5%的热量来自于蛋白质。那么，当你把高蛋白和高脂肪放在一起时，能得到怎样的东西呢？那就是阿特金斯膳食。但是，按阿特金斯方法节食的人并没有吃进去这么多的脂肪。他们告诉我：他们是按调整后的节食计划或新的阿特金斯节食计划来进行的。这个新的计划是阿特金斯大夫在纽约的冰上滑倒、悲惨地死去之前的几个月内发明的。

由于阿特金斯节食者做不到强迫自己吃这些含脂肪的不健康食物，相反的，不是脂肪为零，他们常常产生对无碳水化合物食物的着迷。实际上他们不知道，在调整后的阿特金斯膳食中的蔬菜和沙拉就含有碳水化合物。他们也常常被列在蛋白能量条上的碳水化合物的克数所困扰。这在蛋白能量条生产厂家中爆发了制做不含碳水化合物的战争。然而，这是不可能实现的。相反，他们已经用糖酒代替碳水化合物，而这些糖酒在体内还是可以分解为同样的蔗糖。糖酒没有被美国食品药品管理局认同为应做营养标签的产品，但实际上，营养标签应当标明所含的全部碳水化合物。

由于吃不含碳水化合物的食物几乎是不可能的，尝试去做也是徒劳，因此，你最好在其他方面花费一些精力去构建一个健康膳食。但就像大多数理论一样，这里多少也还有其存在的道理。对碳水化合物的进食欲能够改变大脑的化学物质，并且会刺激过量进食。如果精制蔗糖和淀粉食品对你有扳机效应，那就把它们从你的膳食中去掉。在第三步中，我介绍了最有可能刺激馋欲的精制碳水化合物的详细情况。它们比其他食品能更快地升高血糖和胰岛素。然而，进食的食物中的碳水化合物和热能的总量也必须计算在内。

碳水化合物诱发馋欲的科学

在 80 年代至 90 年代，Richard Wurtman 医生和他的妻子，Judith，创造了一种称为“碳水化合物馋欲”的行为学概念，这也就是你经历过的“你做不到只吃一个就罢休!”的经历。一些碳水化合物，如精制蔗糖和淀粉类食物，吃完之后，通过增加血胰岛素水平而产生的潜在习惯构成性效应，就是对这个概念的通俗解释。

升高的胰岛素驱使很多氨基酸——这种蛋白质的基石随血流进入肌肉（除了色氨酸）。由于血中色氨酸的浓度比其他氨基酸的浓度相对要高，它就会穿过血-脑屏障，并与大脑的蛋白质发生作用，刺激产生愉悦感。愉快激素（或称神经化学物质）是血清素，它以色氨酸为原料制成。当你体验这种愉快的时候，你就想再次重复这种进食行为。由于在一些人的生活中，高兴的事情太少了，因此碳水化合物食物就变成了他们的朋友，让他们能度过每一天。

升糖指数、升糖负荷和热量

几年以前，对碳水化合物的理解，我们只是谈到精糖和复杂碳水化合物。精制碳水化合物被认为是不好的，因为它们会造成血糖的快速上升，这种效应还通过作用于脑部的化学反应而诱发吃零食的欲望。然后在 90 年代，多伦多大学的 David Jenkins 医生创立了升糖指数（GI）这一名词。要决定这个值的大小，你需要计算吃进某种食物几个小时后引起的血糖升高的值与一定剂量纯玉米蔗糖（或葡萄糖）吃进去之后引起的血糖升高值比较的结果。实际上，它就是由血糖值的经时升高值的点连线产生的曲线构成的图。把吃完一定数量的热卡的受试食物后产生的血糖曲线下的面积计算出来，并与这个人吃进去含同样热卡数的葡萄糖之后的曲线面积（这个面积规定为100）进行比较。得出的数值越大，表明血糖反应值越高，同时产生的对蔗糖的馋欲的情绪影响也就越大。因此，低GI食品会引起小的升高，而高GI食品则会诱发一个突然的血糖尖峰值。一些食物以及它们的升糖值列在本书60页开始的表内。GI值在55及以上的食物被认为是高升糖食物，而其值在55或以下的为低升糖食物。

一个问题是：升糖指数只反映了碳水化合物的质量，而非数量。GI值只告诉你一个特定的碳水化合物转变为蔗糖的速度有多快。它没有告诉你每份特定食物含有多少碳水化合物。要知道一个食物对血糖的影响，必须同时了解这两方面的事情。在这方面最有名的例子是胡萝卜。胡萝卜中含有的糖的形式是高升糖指数的，而胡萝卜的总碳水化合物含量很低，因此，它没有增加太多的热量。表达这个值的名词是升糖负荷（GL），表达式为：其升糖指数除以100，再乘以它的碳水化合物的克数（碳水化合物要减去纤维的含量）。其GL值是16，属于低值。

升糖负荷是研究人群慢性病方面的最重要变量。因此，吃高升糖负荷膳食，像由加工过的谷物、少量水果和蔬菜组成的美国膳食的人，比起一些吃亚洲国家的膳食——含有很多水果和蔬菜、几乎不含加工食品的人，具有很高的患糖尿病和心脏病的危险。这一点已经在人群中有所记载，如哈佛公共卫生学院进行的研究和在波士顿儿童医院进行的儿童减重研究。在这些研究中，低GL膳食比高GL膳食能更有效地促进体重减少。

你不太可能做到吃到的所有食物都是低GL食物，因此，同时了解食物提供的GL值和热量是非常重要的。GL值存在的一个问题是：一些高脂食物含有很多热量，但仍然可以有较低的升糖指数。下面的指南是提供给你的信息，它们可以帮助你选择或限制含碳水化合物的食物以及那些被错误地吹嘘为低升糖指数和升糖负荷的食物。

还有一个不可驳辩的真理：每种食物既有其生物化学的一面，又有其行为学效应的一面。尽管任何食物都可以成为“扳机”食品，还是有一些食品可能性更大，我在这些最有可能成为“扳机”食品的地方放了星号。（尽管象黄瓜这样的蔬菜有很低的升糖指数、低升糖负荷和低热量，如果进食非常大的数量，同样会导致体重增加。我实际上就有这样的一个病人。）

如果你要减轻体重，你就要不落俗套地吃低 GI、低 GL 值或高 GI、低 GL 值的低热量食物品种。你想远离高 GL、高 GI 食物群，并且这些食物中很多也是“扳机”食品——毫不奇怪，但是你却不能做到仅此而已。如果是含脂肪很多的食品，即便它有很低的升糖指数和升糖负荷，同样含有很多热量。腰果含有健康油脂，但我建议你只用它们提味，或在训练或锻炼之后吃 8 粒。如果吃一把加盐的腰果，它将很快往你体内增加大量的热量。

升糖指数、升糖负荷和热量

不同食物的升糖指数、升糖负荷和热量列在表中。表示出的 GI 值是基于 120 个文献报道的研究，它们被 2002 年 7 月的《美国临床营养杂志》引用。带有星号的食物也包含在本书 32 页“扳机”食品表中。

低 GI 值（<55）和低 GL 值（<16）食物

含热能最少（每份少于 110 卡）

	GI	GL	份量	热量（卡）
多数蔬菜	<20	<5	1 杯（熟）	40
苹果	40	6	1 个（中）	75
香蕉	52	12	1 个（中）	90
樱桃*	22	3	15 个	85
葡萄柚	25	5	1 个（中）	75
猕猴桃	53	6	1 个（中）	45

续表

低 GI 值（<55）和低 GL 值（<16）食物

含热能最少（每份少于 110 卡）

	GI	GL	份量	热量（卡）
芒果	51	14	1 个（小）	110
橙子	48	5	1 个（中）	65
桃	42	7	1 个（中）	70
李子	39	5	2 个（中）	70
草莓	40	1	1 杯	50
番茄汁	38	4	1 杯	40

高 GI 值（>55）但低 GL 值（<16）食物

所有食物都是低热量（少于 110 卡）

	GI	GL	份量	热量（卡）
杏	57	6	4 个（中）	70
橙汁*	57	15	1 杯	110
木瓜	60	9	1 杯（丁）	55
菠萝	59	7	1 杯（丁）	75
南瓜	75	3	1 杯（碎）	85
脆麦片	75	15	1 杯（小丁）	110
西瓜	72	7	1 杯（丁）	50

中等热量低 GI 值，低 GL 值食物

（每份含热量低于 110～135 卡）

	GI	GL	份量	热量（卡）
苹果汁*	40	12	1 杯	135
葡萄柚汁*	48	9	1 杯	115
梨	33	10	1 个（中）	125
豌豆	48	3	1 杯	135
菠萝汁*	46	15	1 杯	130

续表

中等热量低 GI 值，低 GL 值食物
（每份含热量低于 110～135 卡）

	GI	GL	份量	热量（卡）
全麦面包	51	14	1 片	80～120

高热量低 GI 值，低 GL 值食物
（每份含热量为 160～300 卡）

	GI	GL	份量	热量（卡）
大麦	25	11	1 杯（熟）	190
黑豆	20	8	1 杯（熟）	235
鹰嘴豆	28	13	1 杯（熟）	285
葡萄*	46	13	40 粒	160
四季豆	23	10	1 杯（熟）	210
宾豆	29	7	1 杯（熟）	230
黄豆	18	1	1 杯（熟）	300
山药	37	13	1 杯（熟）	160

低 GI 值和低 GL 值，但高脂肪高热量
（每份含热量为 160～300 卡）

	GI	GL	份量	热量（卡）
腰果仁*	22	4	1/2 杯	395
混合冰淇淋*	38	10	1 杯	360
低脂冰淇淋*	37～50	13	1 杯	220
花生*	14	1	1/2	330
爆玉米花（全脂）	72	16	2 杯	110
薯片*	54	15	2 盎司	345
消毒牛奶	27	3	1 杯	150
香草布丁	44	16	1 杯	250

续表

低 GI 值和低 GL 值，但高脂肪高热量
（每份含热量为 160～300 卡）

	GI	GL	份量	热量（卡）
果粒酸奶*	31	9	1 杯	200 +
大豆酸奶	50	13	1 杯	200 +

高 GI 值≥55，高 GL 值≥16
很多是“扳机”食品，很多是高热量食品

	GI	GL	份量	热量（卡）
烧土豆	85	34	1 个（小）	220
糙米	55	16	1 杯	215
可乐*	63	33	16 盎司/瓶	200
玉米	60	20	1 节，1 杯（粒）	130
炸玉米片*	63	21	2 盎司	350
玉米脆片	92	24	1 杯	100
麦乳精	74	22	1 杯（熟）	130
羊角面包*	67	17	1 个（中）	275
炸薯条*	75	25	1 份（大）	515
干酪通心面布丁*	64	46	1 杯	285
比萨饼*	60	20	1 块（大）	300
纽结状椒盐脆饼干*	83	33	1 盎司	115
葡萄干燕麦片	61	29	1 杯	185
葡萄干	66	42	1/2 杯	250
苏打饼干*	74	18	12 块	155
华夫饼干	76	18	1 块（中）	150
白面包*	73	20	2 片（小）	160
精白米饭*	64	23	1 杯（熟）	210

近朱者赤，近墨者黑，环境使然

节食者越来越多，人们对节食者也常常抱有很多偏见。但是，人们不应当去对节食者说三道四，责任不在他们个人。我喜欢说："近朱者赤，近墨者黑"，环境使然。当你被不当的诱惑环境和不健康的食品包围的时候，你怎么能期待体重减下来呢?在这一章节，你已经学习了如何构建你的个人最佳膳食，达到最佳个体体型。正如你能见到的，这并非是"人人适用"的膳食计划，但它却已经过最先进科学证明。然而，食物只是影响你体重的原因之一。你需要改变你的生活，尽可能多地消除经常发生的紧张情绪、不活动和过量进食等束缚你的不良生活方式；建立一个充实的健康的新生活。这种生活将用更多的放松和反应时间来平衡你的体力活动和新的进食习惯。

帮助我的病人评价他们进食习惯的一个好方法就是保持一个食物日志（你在附录中可以见到一个简单的模型）。首先，你要设定每天的目标，然后你把它们传送到你自己的日记或日历上。使用下面的清单，计划出你的日志将要记些什么。我推荐你每周看一次记录，以便观察你的膳食模式。然后你可以回到这章，看看要达到目标还需做些什么。现在你已经知道了该做什么。这里就是你设计自己理想膳食的个人清单。

个人膳食清单/每日目标

日期：

蛋白质：总克数目标________克 = ________25 克单位

早餐________

午餐________

下午的零食________

晚餐________

续表

个人膳食清单/每日目标
日期：

水果和蔬菜目标 ＝ 7 份（每种颜色各一份）
　　早餐________
　　午餐________
　　下午的零食________
　　晚餐________

膳食纤维目标＝25 克 ＝ 5 单位，每单位至少含 5 克膳食纤维
　　早餐________
　　午餐________
　　下午的零食________
　　晚餐________

谷物份数 1～3 份：膳食纤维____热量____

记住：把所有你记录的每类食物都加起来，并仔细看看你是否在平常的每一天都获得了个人的蛋白质目标量、7 份水果和蔬菜以及 25 克膳食纤维。显然，你不会每天都吃同样的东西，但这种练习可以重复，并可以作为真实性的检查，帮助了解你正在接近你的目标。你可以使用计算机或个人数字辅助器（PDA）记录你的膳食摄入。我的经验是：大多数人不想这么麻烦地每天记录所吃的食物，但为了证实你正在奔向个人目标，至少应做到几天记录一次，这是个好主意。

下一步

现在你已经设立了自己的目标，第三步将会告诉你如何激活你的个人计划，借助于有计划的菜单、购物清单、简单食谱、旅行提示以及节日进餐计划，达到你的目标。

第三步

激活你的个人计划

当你已经度过了减重的第一周，你就达到了一个重要的里程碑。你已经知道你能够减掉体重，并且你已经为改变生活方式的承诺走出了重要的第一步。

在接下来的一个星期，你将学习如何用简单的方式改变你的膳食。这种方式将有助于你终身控制自己的体重。经过每天用两次代餐品而有效地度过的第一周，你可以，也应该考虑仍然每天使用两次代餐品，加速减重的努力，直到实现你的目标。每天使用一次代餐品也能让你不断地向目标体重进展，但速度却慢一些。

然而，这本书不仅仅是一本关于如何减体重的书，也是为你做好准备，当达到你的目标体重后，能够保持健康体重的有利武器。你可以开始实行每天一次正餐，因为你要继续减重，还要避免、减少或控制你的“扳机”食品。这种过程要持续很长一段时间。并不像有些书承诺的那样只有 12 周时间。我的同事进行的研究证明：使用代餐品是长期保持健康饮食习惯的一个有效方法。

下面这些是你将学到的

- 如何计划你的每日菜谱和组织你的购物活动
- 如何用健康、美味、富含膳食纤维的食物代替那些藏有蔬菜油和添加了蔗糖的不健康食品。这些食物会利用蛋白质和膳

食纤维满足你的饥饿感

- 如何让你在外就餐时控制餐馆的环境，以便每餐获得充足的蛋白质并保持你的肌肉含量水平
- 如何做到不饿并避免进食不健康的高脂肪、高蛋白膳食
- 如何在旅行时也保持你的节食计划
- 如何重新布置你的厨房，因为你总是要吃你买好的或带进你屋子里的食物
- 简单快捷的菜谱使你的个人计划付诸于行动
- 特殊场合下的绝佳菜谱
- 如何不失去控制地在节日进餐中生存
- 如何避免那些使你脱离计划的最常见食物；如何避免错误的节食神话对你的干扰

计划你的菜谱和购物活动

如果你生活在野外，那么你每天的难题就是找到充足的食物来填饱肚子。目前，现存的以捕猎采集为生的人们对他们局域地区（当地）的植物非常有知识。他们知道吃哪些东西有利于健康，哪些需要先做熟了吃才安全。他们已经学会了如何进行一些原始农业，供应某些主食，通常为淀粉类。他们也知道食物需要多样化，因为如果膳食主要靠这些庄稼中的某一种来提供时，人就会生病。

现代的美国应当做些什么呢？事实是，大多数美国人没有从食物中获得他们需要的营养。他们进食的是单调的膳食，这些膳食有太多的褐色—米色的食物，没有足够的水果和蔬菜。今天我们选择的食物是取决于味道、价钱和便捷程度，而不象人类野生生活时期那样地小心谨慎。这种谨慎是经历了几百年进化而形成的生存原则。因此你需要一个计划来帮你选择健康饮食。

当你进入食品店购买食物时，最好从加工食品区开始，而不

要从包装食品区开始。在包装食品、乳品区以及肉制品区有很多健康食品，但你首先应当选择水果和蔬菜。每一口水果和蔬菜都含有最少的热量数。我们都知道水果和蔬菜是健康食品，但你还需要严格限制或避免果汁、水果干、坚果和大多数淀粉类蔬菜，如豆角类和土豆。制作一杯橙汁要用 2 个以上橙子。我更愿意你吃整个的橙子，而不是光喝打碎了的果汁。

寻找最好的蛋白质来源，包括瘦肉、鸡、鱼或新的豆制品肉食代替品。尽管豆类、大米以及坚果是世界上许多不发达国家的主要蛋白质来源，其能量密度还是高得惊人。每杯豆类和大米含有大约 250 卡的热量，而每杯坚果能达到 800 卡。可是，在不发达国家，人们通常比我们有更多的活动和运动机会，他们需要这些食物提供的热量来维持高水平的体力活动量。当人们从这些国家移居到美国，继续吃米饭和豆类，同时又增加高热量的肉到他们的膳食中去时，他们的体重很快就会增加。这种现象同样也发生在这些国家的城市地区。这就引起了世界范围内的肥胖大流行。因此，你将学习如何减少豆类、米饭、意大利面食、土豆和饼干的摄入。

我非常注意随着科学的进步，及时向你传达新的信息。就在 10 年前，我可能会告诉你：富含意大利面食的膳食是健康的，因为它含脂肪很低。但现在我们知道，在增加体重这件事上，吃精制糖和淀粉会让你对你的膳食失去控制，如果你是个碳水化合物的热衷消费者——见到它就馋，那就更成问题。

第二个星期：改变你体型的菜谱

在开始采购之前，你要知道你计划吃什么。这里有为男士和女士们准备的一个星期的菜谱，同时也附上一个采购清单。这个清单提供的不仅是你需要的菜谱的成份，同时也是一个食品单子，它写出你应当放在厨房、冰箱及冰柜的食物。

准备一餐快捷健康食物要做很多事情，但很重要的一部分内容也包括将你的厨房和冰箱贮满健康食品，并且清理干净高热量的食物。如果你坚持使用代餐计划，每天只需使用 1～2 餐，同时要采购需要的材料。

尽最大努力，每一天都在你的膳食中加入 7 份或更多份的不同颜色的水果和蔬菜，这样你在水果和蔬菜的摄入方面，比 80% 的美国人做得要好得多。你将保持减重的进行，因为大多数水果和蔬菜每一口都有很低的热量，你可以吃得多而体重长得少。

国立癌症研究所推荐人们每天摄入 5～9 份的水果和蔬菜。9 份为男子摄入量，儿童需要 5 份，女士和青少年需要 7 份。在癌症和心脏病发生率比美国低的国家，人们每天吃 1 磅以上的水果和蔬菜。这个量是 7～9 份。你将会在菜谱计划中注意到：上一章描绘的不同颜色的水果和蔬菜也出现在你的清单上，这样做是提醒你：选择食物要多样化！

一周的菜谱——女士

你可以根据你的瘦体重组织来个体化蛋白质数量。一些男士每餐需要 35 克而一些女士只需要 20 克。不管你的个体蛋白质水平最后怎样，你会发现：你比以前任何时候都能满足你的饥饿感。

第一天

早餐：蓝莓或草莓蛋白混合饮料加上另外的蛋白质粉，达到你的个人蛋白质需要量

放到混匀器中

大豆蛋白粉

个人蛋白目标数量需要的蛋白粉

1 杯豆奶或 1 杯脱脂牛奶

+1 杯鲜的或冷冻的蓝莓或草莓（红色/紫色）

+几块冰块

（带有星号的菜谱从本书 94 页开始）

午餐：（注意：如果每天吃 2 次奶昔，那么就喝另一个蛋白混合饮料，或者这一餐吃正常饭，晚上吃代替乳。或者，吃通常的中餐和晚餐以达到较慢的减重效果。按哪种方案，由你选择，但要按你本周的计划进行。以后你就可以在某一个定好的日子，使用你想用的任何计划。）

用海产品做的海产品沙拉：

清水金枪鱼块

人造蟹肉

西红柿（红）

芹菜、欧芹和绿洋葱（白/绿）

将上述各种食物盛放在一片长叶生菜叶上（黄/绿）

上面挂上 L. A. 塑型“绿色女神”调味汁（黄/绿）

零食：一个 6 ~ 8 英寸的香蕉，或一个橙子，切好（黄/橙）

晚餐：*鸡和火鸡肉条

煮菜花（绿色）和胡萝卜（橙色）

肉桂烤苹果（红/紫）

第二天

早餐：与第一天一样的奶昔（或第一周的任何一款奶昔配方）或：

水果豆制品早餐谷物

1/2 杯圆片大豆谷物（见附录）

1 杯脱脂奶

1 杯鲜浆果（红/紫）

午餐：任何大豆奶昔

鸡肉水果沙拉，配料：

烤鸡胸，切丝

芹菜丁（白/绿）

黄瓜（白/绿）

红苹果，切丁（红/紫）

胡萝卜（橙色）

长叶生菜垫底（黄/绿）

撒上*L. A. 胡萝卜醋油沙司

零食：一个橙子（橙/黄）

晚餐：*西班牙凉菜汤（红色）

烤鲜鱼：鲷鱼、鳎、大比目鱼

带韭葱（白/绿）的菠菜泥（黄/绿）

鲜水果

第三天

早餐：与第一天一样的豆乳（或第一周的任何一款奶昔配方）或：

7 个鸡蛋的蛋白或 1 杯蛋清，用洋葱炒香葱，和鲜香草茎（白/绿）

1 片高纤维全麦面包（70～100 卡热量及 5～7 克纤维），烤过

甜瓜片或其他甜瓜

（黄/橙）

午餐：任何代餐奶昔，或：

火鸡/鳄梨切好的蔬菜沙拉，配料：

烤火鸡胸

鳄梨（黄/绿）

蕃茄（红色）

菜花（绿色）

黄瓜（白/绿）
胡萝卜（橙色）
红柿子椒（红色）
黄柿子椒（黄色）
撒上 * L. A. 塑型橙子—生姜调味汁（橙/黄）

零食：1 杯鲜的或冷冻的黑莓或蓝莓（红/紫）

晚餐：* 大豆甜椒
用 L. A. “绿色女神”调味汁拌好的混合绿菜沙拉（黄/绿）
1 个新鲜的红苹果（红/紫）

第四天

早餐：与第一天相同的代餐奶昔（或第一周的任何一款代餐乳配方）或：
1 杯脱脂鲜奶酪，撒上肉桂
1 片高膳食纤维/低热量全麦面包，烤过
3 片豆制品加拿大培根
1 杯菠萝丁（橙/黄）

午餐：任何一款代餐奶昔，或：
混合蔬菜沙拉：用大豆制品做的鸡肉丝和任何一款 L. A. 塑型调味汁调味

零食：1.5 杯鲜草莓（红/紫）

晚餐：* 烤茄子沙拉（红/紫；白；白/绿）
虾或鱼及蔬菜串，用柠檬和牛至叶粉调味
1 个橙子（橙/黄）

第五天

早餐：与第一天相同的代餐奶昔（或第一周的任何一款代餐乳配方）或：
早餐肉卷（用肉、豆或奶酪等作馅的棉卷饼）

2 个玉米粉圆饼（墨西哥人的主食），里面加上：
4 个炒鸡蛋白
1 个大豆香肠肉饼，炒好并切碎
1/8 鳄梨（黄/绿）
鲜西红柿辣沙司（红）
1.5 个大个的木瓜，配上酸橙汁（橙/黄）

午餐：任何代餐奶昔，或：
鸡肉蔬菜碗
1 个炸鸡胸，上面点缀上：
煮菜花（绿）
白菜（绿）
煮胡萝卜（橙）
上面浇上烤鱼汁

零食：1.5 杯混合莓（红/紫）

晚餐：*印度咖喱鸡
*黄瓜和酸奶沙拉（红/绿）
1 个大猕猴桃，切丁（黄/绿）和 1 把树莓（红/紫）

第六天

早餐：与第一天相同的代餐奶昔，或：
炒鸡蛋白饼加上香草：
7 个鸡蛋白，炒成蛋饼，里面装上：
鲜蘑菇（白/绿）
鲜百里香、迷迭香或香草中的任何一种
1 片全麦面包
1/2 个中等大小罗马甜瓜（橙/黄）

中餐：任何一款代餐奶昔，或：
*速食加利福尼亚卷
用 *L. A. 塑型调味汁拌好的樱桃蕃茄沙拉（红）

零食：1 个 6～8 英寸的香蕉

晚餐：*奶油灰胡桃末汤（橙）

雪利酒炖的鸡肉和蘑菇

煮好的混合蔬菜

1 杯草莓（红/紫）

第七天

早餐：代餐奶昔（或第一周的任何一款代餐乳配方）或：

新鲜水果和酸奶/豆制品新地

莓子、桃和菠萝水果沙拉（红/紫），上面点缀：

1 杯原味酸奶，混合上：

2 桌勺大豆蛋白粉（10 克）

洒上肉桂，少许蜂蜜和一些豆制品早餐谷物脆片

1 片烤全麦面包

中餐：任何一款奶昔配方

主厨沙拉

长叶生菜和菠菜叶（黄/绿）

绿洋葱（白/绿）

蕃茄（红）

煮鸡蛋清和素食火鸡

拌上任何一款 L. A. 塑型调味汁

零食：浓黑巧克力大豆蛋白布丁：

1 桌勺巧克力大豆蛋白粉（5 克蛋白）

1/2 杯豆奶

混上 1 桌勺脱脂可可粉

在冰箱放 20 分钟，上面加上 1/2 茶勺糖粉

晚餐：*泰国风味扇贝

青菜泥、洋葱、和大蒜（绿；白/绿）

1 个橙子

男士一周食谱

第一天

早餐：蓝莓或草莓大豆蛋白奶昔（或第一周的任何一款代餐乳配方），增加蛋白粉，达到你的个人蛋白目标。或：

将大豆蛋白粉和1杯奶昔或脱脂牛奶放入混匀器

加入蛋白粉

+1杯鲜的或冷冻的蓝莓或草莓（红/紫）

+几个冰块

1杯咖啡、绿茶或红茶

午餐：任何大豆蛋白奶昔

海产品沙拉，用料：

清水金枪鱼块

人造蟹肉

蕃茄（红）

芹菜、欧芹和绿洋葱（白/绿）

盛放在一片长叶生菜叶上（黄/绿）

上面挂上L. A. 塑型“绿色女神”调味汁（黄/绿）

1片100%全麦面包

零食：高蛋白棒和1个苹果或香蕉

晚餐：*鸡和火鸡肉条

用大蒜拌煮菜花（绿色）和胡萝卜（橙色）

1/2杯糙米饭

肉桂烤苹果（红/紫）

第二天

早餐：与第一天相同的大豆蛋白奶昔（或第一周的任何一款代餐

乳配方)，再增加一些蛋白质粉达到个人蛋白目标
1/2 个葡萄柚，或 1 个橙子，不用果汁（橙/黄）

午餐：鸡肉水果沙拉，配料：
2 块烤鸡胸（50 克蛋白质），切丝
芹菜丁（白/绿）
黄瓜（白/绿）
红苹果，切丁（红/紫）
胡萝卜（橙色）
长叶生菜垫底（黄/绿）
撒上 *L. A. 胡萝卜醋油沙司
1 片 100% 全麦面包

零食：2 盎司炒豆坚果和一个橙子（橙/黄）

晚餐：*西班牙凉菜汤（红色）
烤鲜鱼
带韭葱（白/绿）的菠菜泥（黄/绿；白绿）
1 节玉米棒（黄/绿）
1/2 个鲜芒果或木瓜，加上酸橙汁（橙）

第三天

早餐：与第一天相同的大豆蛋白奶昔（或第一周的任何一款代餐乳配方)，增加蛋白粉，达到你的个人蛋白目标。或：
鸡蛋早餐：
7 个鸡蛋白，用洋葱炒，香葱和鲜香草茎（白/绿）
1 杯冷冻的或鲜的混合蔬菜或菠菜泥（黄/绿）
1 或 2 片高膳食纤维全麦面包，烤过
咖啡或绿茶或红茶（任何一种）
甜瓜片或其他甜瓜
（黄/橙）

午餐：任何代餐奶昔，或：

火鸡/鳄梨切好的蔬菜沙拉，配料：
6 盎司烤火鸡胸
1/2 个鲜鳄梨（黄/绿）
蕃茄（红色）
菜花（绿色）
黄瓜（白/绿）
胡萝卜（橙色）
红柿子椒（红色）
黄柿子椒（黄色）
撒上 * L. A. 塑型橙子—生姜调味汁（橙/黄）
1 片全麦面包
罗马甜瓜和白兰瓜块（黄/橙）
绿茶或咖啡（任选一种）

零食：速食大豆水果布丁
在混匀器中放入：
2 ~ 3 桌勺香草味的大豆蛋白粉（15 克蛋白）
1/4 杯脱脂豆乳或脱脂牛奶
1 杯鲜的或冷冻的混合浆果（红/紫）
放到冰箱或做成布丁形式

晚餐：* 豆制品做成的甜椒，加上 1/2 杯豌豆
混合绿色蔬菜沙拉，用任何一款 L. A. 塑型调味汁混合
1 个鲜的红苹果（红/紫）

第四天

早餐：与第一天相同的代餐奶昔（或第一周的任何一款代餐乳配方），另外强化蛋白粉，达到你的个人目标蛋白量。或：
脱脂鲜奶酪，大豆汉堡包和水果早餐：
1 杯脱脂鲜奶酪（25 克蛋白）
1 个烤大豆汉堡包肉饼

1 杯鲜蓝莓和树莓（红/紫）

午餐： 任何一款大豆代餐乳液，或混合蔬菜沙拉和大豆制品做的鸡肉饼

用任何一款 L. A. 塑型调味汁调味

1 片全麦面包

甜瓜和草莓

咖啡或绿茶（任选）

零食： 1 盎司烤大豆坚果和 1 块水果（苹果或梨）

晚餐： * 烤茄子沙拉（红/紫；红；白/绿）

虾或鱼及蔬菜串，用柠檬和牛至叶粉调味

1/2 个 100% 全麦野凤梨面包

1 个橙子（橙/黄）

第五天

早餐： 与第一天相同的代餐奶昔（或第一周的任何一款奶昔配方），另外强化蛋白粉，达到你的个人目标蛋白量。或：

南方肉卷（用肉、豆或奶酪等作馅的棉卷饼）早餐：

2 个玉米粉圆饼（墨西哥人的主食），里面加上：

7 个炒鸡蛋白，炒好并切碎（25 克蛋白）

2 根大豆香肠（25 克蛋白）

1/8 鳄梨（黄/绿）

鲜西红柿辣沙司（红）

1. 5 个大个的木瓜，配上酸橙汁（橙/黄）

午餐： 任何代餐奶昔，或：

鸡肉蔬菜碗

2 个炸鸡胸（50 克蛋白），上面点缀上：

煮菜花（绿）

白菜（绿）

煮胡萝卜（橙）

上面浇上瓶装烤鱼汁
1/2 杯蒸糙米饭
1/2 个罗马甜瓜或白兰瓜（橙色/黄；黄/绿）

零食：蛋白棒（25 克蛋白）

晚餐： *印度咖喱鸡
*黄瓜和酸奶沙拉（白/绿）
1/2 杯炒鹰嘴豆或滨豆，加到咖喱上
1 个大猕猴桃，切丁（黄/绿）和 1 把树莓（红/紫）

第六天

早餐：与第一天相同的代餐奶昔（或第一周的任何一款奶昔配方），另外强化蛋白粉，达到你的个人目标蛋白量。或：
炒鸡蛋白饼加上香草：
7 个鸡蛋白（25 克蛋白），炒成蛋饼，里面装上：
鲜蘑菇（白/绿）
鲜百里香、迷迭香或香草中的任何一种
大豆加拿大培根（25 克）
1 片烤全麦面包
1/2 个中等大小的罗马甜瓜（橙/黄）

中餐：任何一款代餐奶昔，或：
*速食加利福尼亚卷
1/2 杯蒸糙米饭
用 *L. A. 塑型调味汁拌好的樱桃西红柿沙拉（红）

零食：1 杯素食者甜椒

晚餐： *奶油灰胡桃末汤（橙）
雪利酒炖的鸡肉和蘑菇
煮好的混合蔬菜
1 个 100% 全麦正餐卷
1 杯草莓（红/紫）

第七天

早餐：代餐奶昔（或第一周的任何一款奶昔配方），另外强化蛋白粉，达到你的个人目标蛋白量。或：

新鲜水果和大豆酸奶圣代，加上大豆糖果

浆果、桃和菠萝水果沙拉（红/紫；橙/黄），上面点缀：

1 杯原味酸奶（14 克蛋白），混合上 1/4 杯高蛋白大豆谷物脆片（5 克蛋白）

烤大豆代肉品馅饼（25 克蛋白）

1 片烤全麦面包

咖啡或绿茶（任选）

2 桌勺大豆蛋白粉（10 克）

洒上肉桂，少许蜂蜜和一些豆制品早餐谷物脆片

中餐：任何一款奶昔配方

主厨火鸡沙拉：

6 盎司火鸡胸，切丝（50 克蛋白）

长叶生菜和菠菜叶（黄/绿）

蕃茄（红）

拌上任何一款 L. A. 塑型调味汁

1 片烤全麦高纤维小麦面包

零食：高蛋白棒和 1 个水果

晚餐：* 泰国风味扇贝

青菜泥和大蒜（绿；白/绿）

1/2 杯蒸糙米饭

1 个橙子

购物指南

你不需要每天都去购物，但是你却希望你的食物尽可能地新鲜。除了鲜鱼之外，这个单子里的大部分食物都可以存放好几

天。如果你想冷冻保存鲜鱼，你就得做一个特殊的停留了，因为鲜鱼必须在购买之后的24小时内就吃完，否则容易变得不新鲜，口味和卫生状况都会改变。

列在下面单子里的材料可以帮助你准备上面描述的膳食，也让你的厨房储存上健康食物和食材。

购物清单

√畜肉类/鱼类/禽肉类

罐装水渍清淡或长鳍金枪鱼
新鲜或冷冻鸡胸
罐装水渍鸡胸或火鸡胸
新鲜或冷冻的鱼或贝类
仿蟹肉
新鲜或冷冻蟹肉
烘烤半成品火鸡小胸肉

√大豆蛋白类

冷冻大豆汉堡或大豆鸡肉味馅饼
软豆腐
高能量条
原味豆乳
烤大豆坚果
大豆加拿大培根
大豆“圆饼”
原味或风味大豆分离蛋白粉
大豆肉肠馅饼
素食火鸡片

√**水果类**

新鲜或冷冻苹果片
香蕉
新鲜或冷冻浆果（莓子，等等）
罗马甜瓜
低热量越橘汁
猕猴桃
柠檬
酸橙
柑橘罐头
新鲜或冷冻芒果丁
木瓜
新鲜或冷冻桃片
菠萝
浓缩橙汁
柑橘类

√**蔬菜类**

鳄梨
小胡萝卜和嫩青豆
菜豆、鹰嘴豆或黑豆罐头
绿菜花
绿色、红色或紫色圆白菜和大白菜
胡萝卜
芹菜
绿甜椒罐头
芫荽叶
新鲜或冷冻玉米
黄瓜

茄子
大蒜
鲜姜
新鲜或冷冻嫩菜豆
混合绿叶菜
冷冻混合蔬菜
蘑菇
红色或黄色洋葱
欧芹
新鲜或冷冻的绿色、黄色和红色甜椒
南瓜罐头
长叶生菜
嫩洋葱
鲜菠菜
整樱桃西红柿罐头
蕃茄汁
番茄酱
水渍栗子罐头
西葫芦

√乳制品

蛋清和蛋清代用品
脱脂鲜乳酪
脱脂奶粉
脱脂或低脂牛奶
原味脱脂酸奶

√谷类食品

糙米

玉米粉圆饼
100%全麦面包
100%全麦正餐卷
100%全麦皮塔面包

√调味品

鸡汤颗粒
干的香草或香料
香草、橙子、柠檬、黑胡桃、椰子味香精
红辣椒粉
混合柠檬鸡肉沙司
液体辣酱汁
淡味（不甜）可可粉

√混合调味品

烤肉汁
面包屑
清汤鸡或蔬菜罐头
加味辣酱油
蜂蜜
番茄沙司
黄色或第戎（法国城市）芥末
橄榄油
虾酱
酱油
牛排汁
甜酸酱
袋泡茶
淡味（不甜）茶浓缩液

日本烤肉汁

泰国鱼酱

番茄酱

疗效醋、米醋、酒醋、龙蒿醋

辣酱油

橄榄油喷油器

在外就餐

在外就餐可能看上去很简单，但在进食之前，仔细审视一下你的食物是控制你的膳食习惯的第一步。有些食物，比如一个牛排面包，通常看不到里边是什么。可是你不知道，餐馆在为你的高脂牛排面包装入卷心莴苣生菜和番茄酱之前，曾用蛋黄酱涂抹了你的精碾谷物做成的小圆面包？这可不是开玩笑。只不过用了 20 年，我们已经由一个小的只有 280 卡热量的含有一片酸黄瓜和番茄酱的小牛排汉堡包发展到了含热量 1280 卡的双层吉士（奶酪）汉堡。打开小圆面包，看看那些融化了的奶酪、蛋黄酱，或千岛酱汁和那些肥肉馅。

当你下次被困在机场，面对不得不吃的快餐饭食的时候，你就知道会做些什么了。如果他们能提供，那就叫一份没有蛋黄酱的烤鸡三明治。*但一般它们总带蛋黄酱*。蛋黄酱只不过是大量的植物油和全蛋混合起来的物质，添加到食物中是为了增加口感。从牛皮中提取出来的化合物制成的人工香料也被用于汉堡包和薯条中。

现在让我们去一个好一点儿的餐馆。你就要给端上正餐了。可选择的是：精制牛排、鸡、大比目鱼及养殖三文鱼。它们配以肉饭或土豆泥以及一份由千岛酱或牧场调料汁制成的沙拉一起端来。甜品是巧克力蛋糕、冰淇淋、冷冻果子露或混合水果盘。你决定吃哪一种？如果你选择了精制牛排和土豆泥，那么你就为今天的摄入量增加了1750卡热量。如果你选了牧场调味汁洒在你的沙拉上，就又增加了100卡。你已经有1850卡热量了。现在，增加350卡的冰淇淋或巧克力蛋糕，你就已经在一餐中吃了2100卡热量。即使你进行体育运动，这比大多数女士每天的需要量还要多500卡。

现在把钟表拨回来，我们回头再看看。假设服务员又出现了。挑选去皮鸡胸或大比目鱼，把它们烤着吃就更尽完美。要双份做熟的蔬菜，包括绿菜花和胡萝卜，用一个很好的香油醋汁调料来拌沙拉，再要一个混合果盘为甜品。听起来很不错。在鱼和鸡中含有300卡热量，混合蔬菜中提供80卡热量，沙拉提供30卡，甜品提供70卡，总计480卡热量。

你在等服务员给你上菜，并开始在面包篮子里找面包。直到此时，你还一直是在正轨上。3片面包另外提供给你300卡的热量。你每天最多需要的谷物是2片或3片高膳食纤维面包和一碗高纤维早餐谷物。我并非强烈地反对糖或脂肪的摄入，但我反对你看也不看送到嘴里的东西是什么。你这样做无意中就使你的热量摄入陡然升高。还是先让服务员带给你一些切碎的蔬菜，你等待的时候可以咀嚼。或立即要一些只加水和柠檬的沙拉。

现在，要些红葡萄酒或啤酒怎么样？红酒是比较好的选择。啤酒是一种精碾的谷物食品。平常的啤酒含有220卡热量，而一个24盎司的圆筒带柄扎啤杯子所盛的啤酒就含有300卡热量。每杯红酒含热量90卡，红酒还含健康植物化学物质。因此，把这些都加起来的话，你能少摄入130~210卡热量。负责地有节制地饮红酒是消除疲劳和紧张的好方法，并且能使最粗野的进餐变得似乎很特殊。如果你坚决要喝啤酒，就要淡啤酒（110卡）。当然，如果你不能喝酒，就忽略我刚刚告诉你的这些知识。

在外就餐时还要注意，别跳进“越多越好”的陷井。由于一些餐馆在劳动关系上有所花费，他们一般认为：如果以低价格让你得到更多的食物，你就会再次光临，成为回头客。如果提供给你的主菜是淀粉类食品和蔬菜，那就点双份的无淀粉的蔬菜，并增加一个蔬菜汤或沙拉加入到你的食物中。

不同于这个规则的是在较贵的餐馆。在那里，赠品比数量更重要。这些餐馆用多种颜色的酱环绕在小块儿的肉、鱼周围，或将禽肉被处理得非常漂亮的但数量却极少的蔬菜环绕。可是，叫更多的热菜（熟菜）或点另一个蔬菜一般也很容易。欧洲大陆的厨师懂得多种颜色餐点的价值。

在餐馆就餐应当是一种重点不仅限于食物本身的愉快的经历。你一走进餐馆，就让坐下来进行社会经历成为一项具体事实。我们已经习惯了只在生日或周年庆典这些特殊情况在外面吃饭的行为。而现在的美国人，至少有50%的就餐是发生在外面。

我们常常没时间做饭，一个星期都在外面吃。有时是由于你的孩子有特殊的活动，有时是一个PTA聚会或运动会，或者你有个需要熬到很晚的商业聚会。当你发现，你整个一个星期都是在外就餐的时候，就别再用一次大餐来犒劳你的工作的辛苦了，也不要通过用高脂食物，如牛排和洋葱圈填充你的胃来消除焦虑。你不是伐木工人，因此不应当像他们那样吃很多。如果你需要大口咀嚼什么，那就用一大份用酒醋或柠檬拌的沙拉开始，然后再吃一大盘熟的蔬菜或蔬菜汤。通过集中精力先吃水果蔬菜和蛋白质，你就会发现，你比吃餐馆菜单上能找到的大多数食物吃得更多，但摄入的热量却少得多。

如何控制你吃进去的脂肪的数量是在餐馆就餐时需要克服的另一个巨大的障碍。因为脂肪到处都是，在桌上有（黄油、植物黄油、薯片），在食物准备过程中有（炸、煨），它还存在于食品原材料本身（黄油、奶酪）。由于你不是做饭的人，因此你要学会如何正确寻问涉及食品原料组成和烹饪过程的问题，使你能得到你想要的食物。

- 问一问鱼或鸡是不是烘烤的，而不是深炸的
- 让服务员把酱放在菜的旁边，或把黄油或奶油酱都剩下来

■ 要求用双份不含黄油或加酱的米饭和土豆的熟菜来做替代品

在一些餐馆，服务员决定日常工作，他们能背诵菜单上美味的特色菜。别不好意思，问一问食物的烹调方法并不算失礼。终归你是顾客。尽管你要求一些菜单上不太可能出现的生偏的食物不算合理，你还是可以要求改良的菜肴——省去一些原料或把调料汁或酱汁省去或单独放在旁边。

要熟悉烹调用语：低脂食物是指用焙烤、沸水氽煮、蒸、炙烤、烘烤或煎炸的方法处理过的食物。而脆的、含有大量奶油的、涂了面包屑的、做成扇贝状的、或带脆皮的食物是高脂肪的。醋油沙司既含有油脂也含醋——把它们放在旁边，不要搅拌，那样你就可以控制你吃进去的量了。

点菜时也要读一读整个的菜单。一般来说，当有前菜的时候，蔬菜的量可能就不会太充足。但看看菜单上的沙拉、配菜、以及开胃品，点一些补充的东西，就可以帮助你达到水果蔬菜的目标量。你是付钱的人，经营餐馆的业务是一件艰难的事情，他们需要你的程度远远大于你需要他们的程度。

在外就餐小贴示

1. 当你坐下来的时候，如果桌子上有薯片或面包，尽可能把它们推得离你远一些。一份高脂肪油炸玉米片就超过500卡热量，那些美妙的面包和餐卷很快就会累积成几百卡的热量。如果服务员要给你提供面包和薯片，就让他们拿走你点好的菜单，并把面包和薯片拿走。有些餐馆提供切好的蔬菜（蔬菜沙拉），如果你饿了，不要面包而要一些蔬菜，或者一杯水或冰茶，在等菜的时候与别人多聊会儿。

2. 点一份由深色蔬菜做成的沙拉——不是用酒醋、米醋或疗效醋拌的莴苣生菜。尽可能多地放各种蔬菜，提供美味儿但不会产生过多的热量。比如你可以放上一些红甜椒、绿甜椒、胡萝卜、绿菜花、紫苜蓿芽。你可以拥有一大份沙拉，只是别多放全是油脂的酱汁。

3. 点一份肉制品前菜，仅含少量脂肪。如鸡胸、火鸡白肉、白鱼、海产品、或瘦肉。用本书47~48页的蛋白质单位表，看看你需要吃多少。

4. 选择至少含两种颜色的蔬菜，并确保蔬菜的份量至少是蛋白质食物份量的 2 倍。

5. 甜食，点一个混合水果碗，比如草莓、树莓和猕猴桃。如果没有，就点一个桔子、苹果和梨的果盘。有些餐厅提供烤苹果或梨加肉桂。但要注意保证这些食物没有从甜的糖浆中蘸过。然后你就可以享用了。用刀或叉把这些新鲜的火烤过的水果切碎，慢慢享用，就好像你在吃高脂肪高糖的蛋糕、油酥点心或派一样，充分品尝其美味。

在家进餐

如果你在家吃正餐，你如何才能做到在 15 分钟之内搞定要吃的东西而不必叫比萨饼？你可以炙烤鸡胸、鱼片或大豆蛋白汉堡。有许多电烤架能够排掉多余的油脂，并给你很好的炙烤味道。现在从大的冰袋中拿些冰冻蔬菜放在盘子里，用微波炉蒸。上边放上炙肉或一些烤肉、豆类或照烧（日式烧烤肉）酱汁，那么你就可以节约你的时间和金钱了。包装的沙拉已经切好并清洗过，你只要加些米醋、酒醋或一种低脂洛杉矶塑型调料汁就可以了。甜品就是水果。尽管这些不难，但也要做些计划才能顺利进行。

不幸的是，现代美国生活方式提供我们非常少的时间，不允许我们去坐下慢慢享用健康饮食和进餐。通过家中的食橱和冰箱的存货，你还是可以很容易地吃到对健康有益的食物，也可以使你的腰围不再增加。

旅行

旅行的时候，你还是有可能（但不总是很容易）坚持你的洛杉矶塑型计划。但当你离开家时，如果你能注意膳食和锻炼，你就会减少那些由于体态臃肿导致的不可避免的滑倒对你的损伤。在飞机上，避免饮酒、吃零食（如薯片或坚果）。取而代之，要些混合蔬菜或西红柿汁、茶或水。我常常在我的手提包里装上一个能量棒，以便当圣餐肉来的时候措手不及。即使航空餐还不错，我也去掉盘子里所有高脂的东西，并把它们放在放塑料叉子和餐刀的塑料袋中。大多数飞机二等舱的配餐只花费航空公司3美元。因此，这种食物的质量和新鲜度不可能很高。

如果你到达目的地的时间是一天中太晚或太早的时间段，你会发现大多数商店都关门了。你带的水果和蛋白棒就又派上用场了。早上，大多数饭店都提供有水果的自助早餐来开始你的一天。那就拿些草莓、蜜露甜瓜、西瓜、罗马甜瓜来个美好的开始。如果你要在一个没有早晨自助餐的饭店或汽车旅馆待上好几天，那就在你房间的冰箱里放上水果和蔬菜。小胡萝卜、绿菜花、小西红柿和一些浆果会让你撑上几天。还可以买几罐原味或加香料的混合西红柿蔬菜汁备用。你还可以在冰箱中放一些低脂肉或豆制品代肉品。

当你出差的时候，你有可能会去一些在家时一般不常光顾的比较有名的餐馆。养成一个习惯，点一些餐厅里的特色菜，这些使你做到围着桌子尽情品尝和分享的目的。确保你的主菜、沙拉和蔬菜与你的洛杉矶塑型计划一致。当一些偏差发生时，也就是你的差旅餐充满了精制牛排、奶油菠菜和土豆泥，并添加了咸坚果和白酒时，那就别点菜了。当你怀着美好的计划，准备回家好好吃一顿，弥补这次差旅的饮食亏欠的时候，或许下一次的出差已经等在那儿了。

节日就餐

节日往往充满了紧张的气氛。旅行变得很困难；街上挤满了购物的人流；交通拥堵、缓慢；有时家里还来了你最不想接待的亲戚。这里提供一些在节日期间能够保证你的洛杉矶塑型计划

（L. A. Shape）顺利进行的小贴示。

节日办公室联欢会

拿一杯加冰的有酸橙点缀的发泡汽水可以顺利捱过这种不能不参加的聚会。然后找一个健谈的人，待在聚会人群的边上，这样可以让你远离放有奶酪球和坚果的桌子。因为这些食物会诱惑你偏离你的节食计划。如果你想喝点什么，最好喝些可口的红葡萄酒，而不用白酒；而且一定要吃些含高蛋白质的食物，如虾、鱼或鸡肉。用酒精保护你的胃，并注意达到蛋白质和碳水化合物之间的营养平衡。一般来说，两餐之间血糖会略有升高。因而人体会感觉饥饿。酒精可以抑制你的身体在两餐之间血糖的升高。我见过一些人，上一顿饭不吃，而几个小时后又喝两次酒，人就变得非常衰弱。如果你参与聚会的组织和计划工作，一定要保证有一些切好的绿色蔬菜和红色柿子椒（总之它们是节日的颜色）以及其他一些聚会上能得到的色彩鲜艳的蔬菜和水果。

7 月 4 日的国庆节以及劳动节

可以用豆制品热狗代替传统的上面带有芥菜和调料的热狗。传统的汉堡包也可以用豆制品汉堡代替。你会非常惊讶，它们和真的东西是如此相似，你不必担心里边装的是什么。你可以烤些大虾、鸡胸肉或鱼，并在烤肉扦子上用洋葱、柿子椒和其他蔬菜分隔开来。每片肉、鱼、海产品可以搭配 2 ~4 块蔬菜。

情人节、母亲节和父亲节

在这些节日，要避免在餐馆中被挤倒，最好计划一个健康的野餐或用你学到的技能在家里用餐。让那一天以特殊的活动为中心，而不是以进食为中心。你可以用你攒下的钱去看场电影或戏剧，也可以为你爱的人买一本启迪思想的书。

现在我们就进入菜谱部分——下一章将帮助你强化巩固你的

改变了的行为。

菜谱配料表

营养奶昔的菜谱配料表点滴

由于不同品牌的大豆蛋白粉一般多少都含有一定量的香料和甜味剂，配料表中只指出其含有一种香料如香草或巧克力并有“大豆蛋白粉”一词。你可能还需要调整配料菜单以适合你自己的需要。一般来说，你应当用一种奶昔混合物，在加入混匀器之前就能提供你至少9克蛋白质。通常原味豆奶或脱脂乳最适合。然后你在这种混合物中加入纯蛋白粉（通常每桌勺5克），达到那一餐的个人蛋白质目标。尽管我愿意用豆奶，但这种选择不一定总能实现。有些人喜欢用脱脂奶——它是一种高质量动物蛋白质，能满足你最终蛋白质平衡的要求。加了脱脂奶或原味豆奶的一种带有香草味的蛋白混合饮料能做成相当不错的基料，因为混合物所带的香味很不错。你会注意到，许多菜谱都由这些原料开始。一些原味（无香料、无甜味剂）大豆蛋白粉每份含有更多的蛋白质，但是却较难调出合适的香味。当它们与果汁混合起来后，味道最好，但这会增加过多的热量。现在就介绍一些食谱，这些配方使用了巧克力或香草味的大豆蛋白粉做基料。

南瓜香蕉奶昔

1 份香草味大豆蛋白粉

1 杯原味豆奶或脱脂奶

1/4 杯罐装南瓜（不是南瓜派混合物）

1/2 个中等大小的香蕉

几滴香草浓缩汁

不到1/8茶勺南瓜派调料

4块冰块

把上述的所有原料放入搅拌器，搅拌，直到冰块被完全搅碎。

巧克力-树莓奶昔

1份巧克力味大豆蛋白粉

1杯原味豆奶

1杯冷冻树莓

1/8茶勺浓缩橙汁

4块冰

把上述的所有原料放入搅拌器搅拌，直到冰块被完全搅碎。

草莓-猕猴桃奶昔

1份香草味大豆蛋白粉

1杯脱脂乳

1/2杯冷冻整草莓

1个非常熟的去皮猕猴桃

1/8茶勺浓缩柠檬汁

4块冰

把上述的所有原料放入搅拌器搅拌，直到冰块被完全搅碎。

奶茶奶昔

1份香草味大豆蛋白粉

1杯原味奶昔

3桌勺无甜味剂液体冰茶浓缩物

1/2个中等大小的香蕉

不到1/8茶勺的肉桂

洒上少许姜、丁香和黑胡椒粉

4~5块冰

把上述的所有原料放入搅拌器搅拌，直到冰块被完全搅碎。

香蕉胡桃奶昔

1 份香草味大豆蛋白粉
1 杯原味豆奶
1/2 个非常熟的香蕉
1/2 茶勺黑胡桃香料
几滴香草浓缩汁
洒点儿肉桂
4 块冰

把上述的所有原料放入搅拌器搅拌，直到冰块被完全搅碎。

菠萝、香橙椰子奶昔

1 份香草味大豆蛋白粉
1 杯原味豆奶
1 杯冷冻菠萝块
1/8 茶勺浓缩椰子汁
1/4 茶勺浓缩橙汁
4 块冰

把上述的所有原料放入搅拌器搅拌，直到冰块被完全搅碎。

浆果奶昔

1 份香草大豆蛋白粉
1/2 杯脱脂干乳粉
1 杯低热卡越橘汁
1 杯冷冻混合莓
几滴香草浓缩汁
4 块冰

把上述的所有原料放入搅拌器搅拌，直到冰块被完全搅碎。

橙子-芒果奶昔

1 份香草味大豆蛋白粉

1 杯脱脂奶或原味奶昔

1/2 杯冷冻芒果块

1/2 杯罐装脱水满洲橘

4 块冰

把上述的所有原料放入搅拌器搅拌，直到冰块被完全搅碎。

巧克力-草莓奶昔

1 勺（蛋白粉自带的匙）巧克力味大豆蛋白粉

1 杯脱脂牛奶或原味豆奶

1 杯冷冻草莓

几滴香草浓缩汁

4 块冰

把上述的所有原料放入搅拌器搅拌，直到冰块被完全搅碎。

香橙、香草薄荷奶昔

1 份香草味大豆蛋白粉

1 杯脱脂乳或原味豆奶

3 桌勺冷冻橙汁浓缩液

1/4 茶勺香草浓缩汁

4 块冰

把上述的所有原料放入搅拌器搅拌，直到冰块被完全搅碎。

苹果派奶昔

1 份香草味大豆蛋白粉

1 杯脱脂牛奶或原味奶昔

1 杯冷冻苹果片

洒一点儿肉桂、肉豆寇末及丁香

1/4 茶勺香草浓缩汁

4 块冰

把上述的所有原料放入搅拌器搅拌，直到冰块被完全搅碎。

桃-杏仁奶昔

1 份香草味大豆蛋白粉

1 杯脱脂牛奶或原味豆奶

1 杯冷冻桃片

洒一些磨碎的生姜

1/4 茶勺浓缩杏仁汁

4 块冰

把上述的所有原料放入搅拌器搅拌，直到冰块被完全搅碎。

咖啡抹茶奶昔

1 份巧克力味大豆蛋白粉

1 杯脱脂奶或原味豆奶

2 茶勺速溶咖啡颗粒

1/2 个中等大小的香蕉

洒上肉桂

4 块冰

把上述的所有原料放入搅拌器搅拌，直到冰块被完全搅碎。

蓝莓-越橘奶昔

1 勺香草味大豆蛋白粉

1/3 杯脱脂奶粉

1 杯低热量越橘汁

1 杯冷冻蓝莓

几滴浓缩橙汁

4 块冰

把上述的所有原料放入搅拌器搅拌，直到冰块被完全搅碎。

果汁朗姆冰酒奶昔

1 勺香草味大豆蛋白粉

1 杯原味豆奶

1/2 杯冷冻菠萝块

1/4 个小香蕉

1/4 茶勺椰子油

4 块冰

把上述的所有原料放入搅拌器搅拌，直到冰块被完全搅碎。

以水果和蔬菜为基料的果-蔬沙拉汁

这些调味汁是无脂肪的，但比平常的醋和柠檬调料汁显得稍有香味和一些实在的东西——尽管单纯的鲜柠檬汁、盐和胡椒配上一些饭菜，也很好吃。由于这些调味汁包括了水果和蔬菜，它们就能够提供更多的营养，而大多数其他调味汁可没有这个优点。别受婴儿食品原料的蛊惑——菜泥带来完美的香味基础并能使酱汁增稠。如果你很喜欢尝试新东西，那就试着替换一下不同的醋或柠檬汁，并用不同的植物。你可以每次制成双份或 3 倍的这种配方的调味汁，它们能在冰箱里至少放置一个星期。

L. A. 塑型胡萝卜醋油沙司

制成 2 份 2 勺一份的调料

一罐 4 盎司的小胡萝卜

3 桌勺加味米醋

1 桌勺欧芹末

1/2 茶勺辣椒油

1/4 茶勺干罗勒

1/4 茶勺干的牛至叶粉

1/8 茶勺蒜粉

1/4 茶勺盐

1/4 茶勺胡椒粉

把小胡萝卜倒入一个带盖的罐里。量好米醋并将其倒入空的婴儿食品罐，盖好，把胡萝卜摇匀摇松，并把醋的混合液倒到罐子里。加上其他材料，摇匀，放到冰箱冷藏。

每份的营养成分分析

热量：13；蛋白质：0 克；脂肪 0 克；碳水化合物：3 克

L. A. 塑型“绿色女神”调味汁

制做 3 份，2 桌勺/份

4 盎司 1 罐的婴儿食品嫩菜豆

3 桌勺龙蒿醋

1 茶勺蜂蜜

1/2 茶勺干莳萝叶

1/2 茶勺第戎（法国城市）风味芥子酱

1 桌勺干的欧芹菜叶

1 茶勺干的细香葱

1/4 茶勺胡椒粉

1/4 茶勺盐

把婴儿食品用嫩菜豆倒入有盖的小罐。量取醋倒入空的婴儿食品罐，盖上。摇晃小罐将菜豆弄松，放醋混合液到小罐里。增加其他的成份，摇匀放入冰箱冷藏。

每份营养成分分析：

热量：17；蛋白质 0.5 克；脂肪：0 克；碳水化合物：4 克

L. A. 塑型橙子——生姜调味汁

制做 3 份，2 桌勺/份

1/4 杯加味米醋

1 桌勺淡酱油

2 茶勺蜂蜜

1/4 茶勺姜粉

1/8 茶勺白胡椒

1/4 茶勺绿芥末（辣根）粉

1 桌勺芝麻籽

1 桌勺干的细香葱

1/4 杯橘子罐头片，去汁

把所有原材料放入搅拌器，彻底混匀，直到变成光滑细腻的乳液。保存在冰箱，可达一周。

每份营养成分分析

热量 43；蛋白质：1 克；脂肪：1.5 克；碳水化合物：7 克

黄瓜酸奶-印度咖哩鸡沙拉

这道美味辣菜，如果你吃不完的话很容易再加热。尽管它含有相当多数量的原料，但却能很快做好。这里只介绍一个基本的配方，你可以随意往咖喱里面加入任何蔬菜。冰凉的、使人清爽的黄瓜酸奶配菜为辛辣的咖哩提供了美妙的对比。

制作 4 人份

4 份去骨、去皮鸡小胸肉，切成 1 英寸见方的小丁儿

盐和胡椒粉

少量抓捞用淀粉

喷洒少许橄榄油

2 茶勺橄榄油

1 个中等大小的洋葱，切成片

2 瓣蒜，切碎

1 罐重约 14.5 盎司整蕃茄罐头

1/2 茶勺红辣椒薄片，或（自己尝味）适量

1/2 茶勺芫荽粉

1 茶勺姜粉

2 茶勺咖喱粉

1/2 杯切碎的新鲜 cilantro 叶子

1 桌勺鲜柠檬汁

1. 在鸡胸上撒上少许盐和胡椒粉，在面粉中轻抓，放置备用。在中等大小的汤锅内撒上橄榄油，放置于中火上加入橄榄油。

2. 把鸡块放入热油中煎炒直到变成棕色，大约需要 3 分钟。加入洋葱和大蒜，煎炒，直到洋葱变软。大约需 5 分钟。添加蕃茄和蕃茄汁、红辣椒片、芫荽粉、姜及咖喱粉，搅拌，盖上盖。把火调低，煨至鸡肉完全熟透，大概需要 15 分钟。

3. 吃之前，调整佐料，并且在 cilantro 叶子和柠檬汁中搅拌。

每份营养成分分析

热量：220；蛋白质：29 克；脂肪：6 克；碳水化合物：12 克

黄瓜酸奶沙拉

制做 4 人份

1.5 杯原味脱脂酸奶

1 个中等大小的黄瓜、去皮、去籽、切成块

1/2 茶勺盐

1/2 茶勺土茴香粉

1/2 茶勺糖

2 桌勺切碎的新鲜薄荷叶或 2 茶勺干薄荷叶

在一个中等大小的碗中，混合所有原料，吃以前放在冰箱冷置一段时间。

每份营养成分分析

热量：40；蛋白质：4 克；脂肪：0 克；碳水化合物：6 克

亚洲生茶杯

虽然很多亚洲餐馆提供生菜杯是做为开胃品，其实它们也可以制成美味的中饭和晚饭。把生菜叶事先撒入少量甜 Hoisin 酱

油，然后用勺子将加了调味品的搅碎的鸡胸肉、火鸡胸或大豆“肉饼”，盛入脆生生的生菜叶中。甜 Hoisin 酱油在大多数有亚洲烹饪调料的超市都有。这个配方非常有伸缩性，你可以加入任何你喜欢的蔬菜。只不过要保证把蔬菜切成非常小的方块，使它们很快就可以炒熟。

制作 3 人份

√调料混合：

2 桌勺蚝油酱*

2 桌勺淡酱油

1 桌勺红糖

1/4 茶勺白胡椒粉

1/4 茶勺姜粉

2 茶勺米酒或干雪利酒

1/4 茶勺大蒜粉

√充填材料：

锅里洒上橄榄油

1 磅鸡胸肉末或火鸡胸，搅碎

1 个中等大小的胡萝卜，用碎菜器切成片

1/3 杯水淹栗子罐头，切碎

2 个绿洋葱，剁碎

1 个小个儿的波士顿或比布莴苣（生菜）或长叶生菜，去掉最外层

将里面的菜叶分为 9 “杯”

Hoisin 酱油*

1. 在一个小碗中混合调味汁的的各成份，放置备用。

2. 在一个大的长柄平底煎锅中散上油，将火调成高热。加入鸡或火鸡肉，煎炒，用木铲打碎肉，直到不再出现粉红色，需 4 ~ 5 分钟。如果煎锅中还有液体，则排去液体，将肉放在一个碗中。

3. 用纸巾将平锅擦干净，再用橄榄油喷壶撒入些油，将火调成大火。加入胡萝卜、水浸栗子以及绿洋葱，搅拌煎炒直到蔬菜刚刚变软。大约需要 1 分钟。将肉倒入平锅，混合均匀，然后将酱汁混合物倒入，搅拌，直到完全裹上一层调味汁。

4. 吃的时候，用勺子盛一茶勺 Hoisin 酱油，放在每一个生菜叶上，上面放上肉混合物，卷上生菜叶，就可以享用了。

* 在许多超市的亚洲食物区可以买到

每份的营养成分分析

热量：225；蛋白质：37 克；脂肪：3 克；碳水化合物：12 克

即食鸡汤

大多数鸡汤放的鸡肉都很少。而这种即食鸡汤是作为一个完全膳食来用的，因为它含有大量的鸡肉，能够提供健康、低脂肪的蛋白质。蔬菜可以增加汤的鲜味，并且提供一种真正的家庭制做的美味，而仅花一般家庭做汤所用时间的一小部分。你可以随意添加你喜欢的蔬菜。并且可以用西葫芦丝代替平时放满汤碗的高碳水化合物的面条。

做成 4 大份

14. 5 盎司重的大罐减盐鸡汤 3 罐

1 个小洋葱，取一半，然后切成薄片

1 个胡萝卜，切成 1/4 英寸见方的小块

1 根芹菜茎，切成 1/4 英寸见方的小块

1 茶勺即食鸡汤颗粒（鸡精）

少许肉豆蔻粉末

少量胡椒粉

2 个 10 盎司重的鸡胸肉罐头，去汁，用叉子将肉切成薄片

2 个中等大小的西葫芦，不去皮，擦成细丝

2 桌勺剁碎的新鲜的欧芹薄片，或一桌勺干的欧芹薄片

1. 在一个中等大小的汤锅中，混合鸡汤、洋葱、胡萝卜、芹菜、

鸡精、肉豆蔻、以及胡椒粉。放在高热火上煮，然后减至小火。加盖、煨至蔬菜刚刚变软。约需 5 ~6 分钟。将火调至中等，加入鸡肉，完全加热约 2 分钟。

2. 关火，加入西葫芦细丝和欧芹片，加盖。等几分钟，直到西葫芦完全受热。调味即食。

每份营养成分分析

热量：200；蛋白质：38 克；脂肪：2 克；碳水化合物：6 克

多汁炙火鸡胸

烤箱烤的鸡胸常常显得很干。试一下这种焖烧方法，你或许再也不想用烤箱烤火鸡胸了。肉质香而润——可以做为一道很不错的主菜，并且第二天切成小块做成沙拉，作为快餐也妙极了。你会需要一个很重的焙盘或带有严密封盖的荷兰烤箱。

制作 6 大份

平锅内撒上橄榄油

半个火鸡胸（2 ~2.5 磅），洗净备用

1 茶勺橄榄油

2 桌勺白葡萄酒或水

1/4 杯减盐鸡汤或蔬菜汤

1 个中等大小的洋葱，切成一半，然后切成薄片

1/4 茶勺盐

黑胡椒粉少许

1/2 茶勺干百里香，或 2 茶勺鲜百里香叶子

1. 确保你的重焙盘或荷兰烤箱足够大，足以放入火鸡胸。盘子里用橄榄油喷壶喷上少许橄榄油，在火鸡胸上也撒些橄榄油。

2. 将焙盘放在中-高热度上，并添加橄榄油。油热以后，将火鸡胸放入焙盘，有皮的一面向下，待烤至棕色，约需 5 分钟。将火鸡胸移至另一个盘子里待用。

3. 将火调到中-低热度。加入白葡萄酒/水和鸡/菜汤，溶解粘在

煎锅上的肉粒，用一个木勺搅拌，使某些棕色小点儿变松。加入洋葱、盐和胡椒，并且搅拌，直到洋葱变软，约需3分钟。

4. 放上火鸡胸，皮侧向下，放到洋葱上面。加盖密封，炒约45分钟。在烧至一半时，翻过皮侧，使皮面向上。在焙盘的底部应当还有1/4杯的液体，如果需要，再加几桌勺水。

5. 在内部温度达到180℉（华氏度）时，火鸡熟透。将肉切片，上面散上平盘里的汁，即食。

每份营养成分分析

热量：230；蛋白质：43克；脂肪：4克；碳水化合物：2克

烤茄子沙拉

如果你喜欢吃烤蔬菜，你就会喜欢这款沙拉。烤茄子能给人一种可口的烟熏味儿。尽管这道菜可能不是通常的美国人的所好，但它却在地中海所有地区广受欢迎。它以各种形式，做为鱼或肉的配菜。你可以以第一道沙拉的形式享用这道菜，也可以做为主菜的配菜，或者，你加一些烤鸡或切成小方块的灸豆腐到沙拉中，就可以把它做成一个一品料理。

制成约五人份

在锅里洒上少许橄榄油

2个茄子

1茶勺盐

4桌勺鲜柠檬汁

2茶勺橄榄油

2个中等大小的西红柿，切成小丁

1瓣蒜，切碎

1桌勺剁碎的欧芹

少许黑胡椒粉

1. 预热烤焙用具，铺上铝泊焙烤用点心纸，用油刷轻轻刷上些油。

2. 切掉茄子柄，然后纵向将茄子切成两半儿。将切面向下放置，放在准备好的点心纸上。放在烤焙用具下面距热源 3 英寸。烤焙至茄子皮变黑，茄子肉变得非常软，当你用叉子扎茄子时可感觉到这点。约需 20 分钟。

3. 将茄子从烤箱移出，放冷，直到你能拿取。挖出茄子肉放到一个中等大小的混合碗中，扔掉茄子皮。茄肉应当非常软，并且很容易离皮。用大叉子搅打捣碎茄子肉，直到打成滑润的茄泥。加入其他的原料、混匀，调至最佳口味。

4. 你可以吃室温下的这道菜；也可以将它放入冰箱，作为凉菜享用。

每份营养成分分析

热量：40；蛋白质：1 克；脂肪：2 克，碳水化合物：6 克

Baja 海味混合物（沙拉）

这种海味混合物能制成一个相当不错的主菜，在温暖夏日的傍晚享用。美味的鱼类和蔬菜混合，颜色浅淡而充实。对这道菜来说，要求黄绿色蔬菜要硬质一些，如果过熟，它可能会塌陷下来，破坏混合物的外表。当新鲜的蕃茄正好在颠峰期的仲夏时节，就可以做这道菜。而且这道菜吃的时候要配以用橘子或芒果块调成甜味的沙拉。

制作 4 人份

1 磅冷冻熟虾

1/2 磅仿蟹片

3 个中等大小的蕃茄，切成小丁

1 个黄瓜，去皮、去籽并切成小方丁

2 瓣蒜，切碎

1/4 杯剁碎的芫荽叶子

1/3 杯现成的番茄酱

1/3 杯水

1/2 茶勺盐

1 茶勺莳萝粉

1/2 茶勺液体辣椒酱，或少许

2 个酸橙榨的汁

1 个鳄梨，切成小丁

1. 将冻虾放在漏勺中，放在冷水下冲几分钟，使它们分离并解冻。将仿蟹条也放在同样的筛子里，放在水下短暂解冻，将块分离成条，备用。

2. 在一个大的饭碗里，搅拌蕃茄、黄瓜、大蒜、芫荽叶、西红柿酱、水、盐、莳萝粉、辣椒酱及酸橙汁。一旦混合均匀，就放在海产品中轻轻搅动。最后放鳄梨丁。小虾将继续在混合物中融化，使混合物更冷。

3. 一旦小虾解冻，就可以吃了。如果你想过会儿再吃，就先放在冰箱里。

每份的营养成分

热量：292；蛋白质：33 克；脂肪：10 克；碳水化合物：20 克

牙买加风味鸡

普通的烤鸡或烘焙鸡胸会让人觉得乏味，但它也有很棒的地方，那就是它很能吸收你淹渍时添加的醋、酒等淹渍调味汁。这个菜谱与“腊味”鸡相似，它是一种传统的牙买加保存和制作食物的方法。主要用干调料粉和醋、酒浸汁保存和烤制肉类。用醋酒调味汁腌制鸡肉，放到冰箱里一天，晚上回来后就能很快解决一顿饭。你可以试试用这道菜，旁边配上水果沙拉和一般的拌沙拉，这道风味十足的美食也是第二天不错的凉菜。

制做 4 人份

3 桌勺多香果粉

1 茶勺桂皮粉

1/2 茶勺肉豆蔻粉

1 桌勺芫荽粉

2 瓣蒜，剁碎

2 桌勺冷冻的浓缩橙汁

2 茶勺橄榄油

1/2 茶勺盐

1/2 茶勺黑胡椒粉

1/4 茶勺红辣椒片

4 个大的去皮去骨鸡小胸

1. 在一个足够大的碗里放上鸡胸，混合上多香果粉、桂皮粉、芫荽粉、大蒜、浓缩橙汁、橄榄油、盐、胡椒粉和辣椒片。如果混合物太干，不能分散均匀，就加入几茶勺水。将它们混合均匀。加入鸡胸，轻轻用一个橡胶铲上调料。将鸡和醋酒汁放入塑料贮存袋，稍稍密封，放入冰箱几小时或过夜。

2. 你会需要一个带盖的大烤盘，能把鸡肉放进去。用橄榄油洒上烤盘，并在中-高档加热。当烤盘热了的时候，将鸡放入烤盘，使一面变成棕色，需 3 分钟。将鸡翻面，盖上盖子，将火调成低档，直至烤鸡熟透，约需 10 分钟。鸡块也可以放在烤肉架上烤熟，约需 10 分钟。

每份营养成分分析

热量：200 卡；蛋白质：33 克；脂肪：5 克；碳水化合物：4 克

西班牙凉菜汤

这是园子里的蕃茄或农民的市场上的蕃茄处于成熟高峰时期的夏天制作的一道相当棒的汤。你也可以用西红柿罐头制做——汤并不太浓，但味道好极了！用这个菜谱制做的量很大，如果储存在冰箱里，将是一道快捷的低热量零食。

制做 8 人份

5 个整蕃茄，去果心

3 瓣蒜

2 茶勺盐

2 茶勺莳萝粉

1/4 茶勺意大利辣酱

1 茶勺胡椒粉

1 桌勺橄榄油

1 茶勺辣酱油

1/3 杯龙蒿醋

一个 46 盎司的罐装西红柿汁

1/2 杯剁碎的绿洋葱

1/2 杯剁碎的甜椒

1/2 杯剁碎的芹菜

1/2 杯剁碎的黄瓜

1. 将前 9 种成份放入混合器，混合到内容物变细滑。将混合物放入一个大碗，并放入其他成份搅拌。

2. 冰镇凉透之后，趁凉享用。

每份营养成分分析

热量：67；蛋白质：2 克；脂肪：2 克；碳水化合物：12 克

带罗勒的泰国风味扇贝

这个菜的制作方法并不难，但却含有一些不常见的调料。泰国鱼酱在卖亚洲食物材料的大多数超市里相当普遍，可以买到。如果你不太喜欢扇贝，也可以用虾或鸡胸代替它。

制作 2 人份

1 磅扇贝，新鲜或冷冻的，解冻

2 桌勺泰鱼酱（nam pla）*

1 桌勺淡酱油

1 桌勺蔗糖

橄榄油轻洒少许

2 茶勺橄榄油

1 桌勺碎大蒜

1/2 茶勺红辣椒丝

1 个中等大小的红色钟型甜椒，切成细丝

1 个中等大小的胡萝卜，切成细火柴杆大小

1 杯鲜罗勒叶子

1. 在一个中等大小的碗中，混合扇贝、鱼酱、酱油、水和蔗糖，放置备用。

2. 在一个大的不粘锅平锅里喷上橄榄油，加上中-大火，加入大蒜翻炒，搅拌 1 分钟，放入红辣椒丝、红色钟型甜椒、胡萝卜，翻炒、搅拌 1 分钟。

3. 用一个滤勺，将扇贝从醋酒汁中捞出，加到热锅内。翻炒、搅拌，直到扇贝几乎熟透，大约要 3 分钟。加入醋酒汁，再炒 1 分钟。搅拌，使其挂到扇贝和蔬菜上。

4. 从火上把菜移开，在新鲜罗勒叶中搅拌

* 通常在大多数超级市场的亚洲货区有。

每份营养成分分析

热量：300；蛋白质：40 克；脂肪：6.5 克；碳水化合物：19 克

雪利炖鸡和蘑菇

这是一款快捷并且健康的菜肴，类似于做红酒酱鸡。但是用这个菜谱并不产生大量的酱汤。相反，待嫩鸡肉部分变成棕色，再将足量的雪利酒浇到肉上，上汤，让其显得光亮诱人并且很润滑。

制做 3 人份

面粉备用，以沟芡

1 磅鸡胸嫩肉

盐和胡椒

橄榄油喷壶

1/2 磅鲜磨菇，切成薄片

1 个小洋葱，切成一半，然后切成薄片

1 根芹菜茎，斜切成薄片

2 桌勺低盐鸡精

3 桌勺干雪利酒

1/2 茶勺干龙蒿

1. 在案板上洒上少量面粉，把鸡肉的两面在板上蘸上面粉，放在盘子里备用。撒上盐和胡椒。

2. 用橄榄油喷壶将大的烤盘喷一下，放在中-大火中加热。将鸡肉在烤盘中摆一层，使一面呈棕色，大约需 3 分钟。翻转鸡肉。如果有必要以防粘锅，在烤盘里再撒上些橄榄油。使另一面变成棕色，大约需 3 分钟。将鸡肉放到一个盘子里。

3. 在烤盘底部加上蘑菇、洋葱、芹菜以及鸡精，翻炒，把一些棕色肉渣挑出来，扔掉。炒至蔬菜变软，约需 3 分钟。加入雪利酒和龙蒿，升温至高火，并翻炒，不断搅拌。直到汤汁变得足够少并变粘稠，足以给鸡块上釉为止，大约需 2 分钟。

4. 将鸡放回平锅，轻轻搅拌，以把汤汁挂在鸡肉上。

每份营养成分分析

热量：230；蛋白质：38 克；脂肪：2. 5 克；碳水化合物：13 克

烤箱“炸”鱼

有很多烤箱炸鱼的方法。不用说——这种方法是一个很棒的技术，它能使鱼肉内湿润多水分，而外部酥脆，几乎没有添加的脂肪。这个菜谱很快捷，并且尽显一个包好了的干酱汁混合物的优点。尽管，柠檬酱混合汁是鱼的最自然的配料，但你还是可以随意尝试其他的方法。鸡肉卷酱汁能制成很有风味的东西，但用鱼来代替也同样美味可口。

制作 2 人份

1 磅鳕鱼或真鲷鱼片，在冷水中洗净、轻拍、滤干

1/4 杯脱脂乳

2 个鸡蛋白

1/2 杯原味干面包屑

2 桌勺柠檬鸡酱混合粉

作装饰用的柠檬片

1. 将烤箱预热到 475℉。选一个大的烤盘，足可以将鱼片单层摆放到盘子里。并洒上橄榄油

2. 在一个大的浅碗中，用叉子混合牛奶和鸡蛋白直到完全混匀。在一个盘子里，用手混合面包屑和调合酱汁，直到混合完全。先在鸡蛋白中蘸鱼片，然后再放到面包屑中蘸一下，让鱼片两面都拌上面包屑。

3. 将鱼片放入烤盘，在鱼片上面刷上一层橄榄油。焙烤鱼片，直到能用叉子很容易地挑起，大约 20 分钟。用柠檬片装饰鱼片之后，即食。

每份营养成分评价

热量：388；蛋白质：60 克；脂肪：5 克；碳水化合物：21 克

鸡和火鸡肉条

这道菜的肉块多汁，美味。用传统的烤箱烤，一条大的肉块一般要花至少一个半小时，但这一个是在微波炉里提前烤熟的肉块，因此节约了一半的时间。它的颜色比一般的肉条要浅，但味道好极了—— 并且它比传统的肉条含脂肪少得多。如果切成片放在沙拉上面，吃起来还很清凉爽口。

制作 8 人份

橄榄油喷壶

2 个鸡蛋白

1/4 杯脱脂奶

1/2 杯加味面包屑

1 桌勺瓶装牛排酱（如 A. I.）

2 桌勺番茄酱

1/2 个中等大小的洋葱，擦成细丝

1 个胡萝卜，擦成丝

1.5 茶勺盐

1/2 茶勺黑胡椒粉

1/2 茶勺干的百里香

1/2 茶勺大蒜粉

2 茶勺干欧芹叶

打碎的鸡胸或鸡胸肉各 1 磅；或 2 磅火鸡胸

1. 将烤箱预热到 325℉。在 8 英寸见方的烤箱内使用安全盘子，并将其内部用橄榄油喷壶洒上橄榄油。

2. 在一个足够盛这些肉的大碗里搅打鸡蛋白和牛奶。加上面包屑、牛排酱和番茄酱，用叉子混合均匀。等 5 分钟，或者，待面包屑吸收了液体，搅拌，并放入洋葱、胡萝卜、盐、胡椒、大蒜粉和欧芹。用洗干净的手加入打碎的肉末，并彻底混合均匀。

3. 将混合物放到准备好的烤盘中，并将其弄成条形。用橄榄油刷肉条上部，刷上橄榄油。在微波炉中用高火转 25 分钟，然后转入烤箱，烤 25 分钟。

4. 将肉条拿出烤炉，静置 10 分钟，使其更容易切片。

每份的营养成分分析

热量：175；蛋白质：28 克；脂肪：2 克；碳水化合物：9 克

奶油冬南瓜汤

因为其天然富含 β-胡萝卜素，冬南瓜汤呈现一种漂亮的橙色。你通常可以在超级市场上找到冷冻的小块的冬南瓜。你将这些材料放在一起，很快就可以做出一道汤来。增加豆腐，使汤乳含有极少的脂肪，并增加蛋白质的含量。

制作 6 人份

4 杯罐装蔬菜汤

2 个大洋葱，切成小丁

2 磅去皮切成方丁的冬南瓜

1 磅软豆腐，去汁、切成小丁

1 茶勺姜粉

1 桌勺柠檬汁

1/2 茶勺干百里香

1 茶勺盐

少许新磨的黑胡椒粉

更理想的是用鲜百里香或薄柠檬切细丝做装饰

1. 在一个大的罐里，放入 1/4 杯蔬菜汤。中火加热。加入洋葱，烧至蔬菜变软，需 3 分钟。加入冬南瓜及剩下的蔬菜汤，放入沸水中，在中-高火上煮。然后将火调低，煨，不加盖，直到南瓜变得非常软，约需 20 分钟。加入豆腐和姜、柠檬汁、百里香、盐和胡椒，煨至豆腐热透，大约需 2 分钟。

2. 在一个搅拌器中或食物加工机中，将汤做成菜泥状。将其返回平锅内，再加热，直到汤变得非常热，但未沸腾为止。

3. 将汤盛到碗里，最好用鲜百里香或柠檬皮装饰。

每份的营养成分分析

热量：155；蛋白质：10 克；脂肪：3 克；碳水化合物：25 克

快捷加利福尼亚卷

加利福尼亚卷在寿司店里很受欢迎，因为螃蟹肉和鳄梨能搭配得很完美。问题是，它们常常搭配在富含淀粉的白米上，并且有时甚至把蛋黄酱也加到蟹肉混合物中。这里介绍的这种吃法是用长长的、薄的黄瓜条来包裹蟹肉和鳄梨填充物。如果用侧面朝向你，它们会看上去很漂亮，你能看到一圈一圈的填充物。

制做 2 人份

2 根大黄瓜

1/2 个中等大小的鳄梨，去皮、去核

1/2 茶勺绿芥末（辣根）粉

1 茶勺酱油

1/2 茶勺姜粉

1 茶勺柠檬汁

12 盎司仿蟹肉，在流水中冲洗，并用手指将其分成条

1 个胡萝卜，擦成细丝

最好加上腌姜泡菜和芥末酱做为佐料

1. 黄瓜去皮，纵向切，尽可能薄地切成细条。象意大利宽面条一样宽。将这些黄瓜片放在一个盘子里。

2. 将鳄梨放在一个中等大小的碗中、用叉子捣碎。加入芥末粉、酱油、姜粉和柠檬汁，充分混合。加入蟹肉后再充分混合。

3. 组合配料成卷，将蟹肉/鳄梨混合物洒在黄瓜片上，最上层加入胡萝卜丝。将黄瓜片卷起来，用牙签插到卷上，以防散开。将饭卷一个侧面向下立起来，放到餐盘中，使内容物露出来，让人可以看到。

每份营养成分分析

热量：225；蛋白质：22 克；脂肪：10 克；碳水化合物：26 克

健康圆白菜酸卷心菜丝（一种生拌凉菜）

熟食店里的凉拌卷心菜丝一般都有很多蛋黄酱，这其实很糟。因为它实际上掩盖了卷心菜的香味。这里介绍的做法是使用了卷心菜和胡萝卜以及一种用 Anaheim 辣椒做的辣味调味汁而做成。这种调味汁也在颜色上调整了沙拉的绿色。

制做 12 人份

1 个小的绿色卷心菜

2 个大的胡萝卜，擦成细丝

1/4 杯剁碎的欧芹

√调味酱汁

1 个整罐野生绿 Anaheim 辣椒

1/2 杯龙蒿醋或米酒醋

1 桌勺酸橙汁

2 桌勺橄榄油

1 桌勺第戎（法国城市）风味芥末

1/2 茶勺大蒜粉

2 茶勺蔗糖

1.25 茶勺盐

1/2 茶勺莳萝粉

1/4 茶勺意大利辣酱（Tabasco）

少许新磨的黑胡椒粉

1. 将卷心菜去心，扔掉硬的外层叶子。将卷心菜切成两半儿，再将其切成细丝。将它放入洗菜萝中，在热水中洗，轻轻挤压直到菜稍变软，约需 2 分钟。然后用冷水冲洗。用手大把抓，将卷心菜丝放到一个菜碗里，并拍干水分。当你用手抓完每一把菜丝的时候，将菜丝放入一个大碗中。加入胡萝卜和欧芹，拌好。

2. 将所有调味汁放入混匀器重中，打成匀浆。此时将调味汁加到卷心菜上，混合，并充分拌透。

3. 充分冷藏，让香味混匀入菜，即食。

每份的营养成分分析

热量：53；蛋白质：1 克；脂肪：2 克；碳水化合物：8 克

速食大豆辣椒

如果你没怎么体验过大豆仿肉制品，最好从这里开始。大豆仿肉制品的肉蓉“烤布丁”的效果特别好，就像这里的这些调味相当好的菜。它可以替代真的碎肉蓉。剁碎的蔬菜代替了高碳水化合物的豆类，增加了质感和营养。如果你想更容易地做这道菜，你可以用一包墨西哥卷的调料混合物，来代替所有调味料。当把辣椒与健康卷心菜凉拌菜（本书 116 页）沙拉混合或者放在蔬菜的边上时，本身就很好。如果你喜欢墨西哥玉米卷沙拉，你还可以在混合的绿色蔬菜上放上勺子，把它做为一品料理来享用。

制作6人份

橄榄油喷壶

1个中等大小的洋葱，剁碎

1根胡萝卜，切成小丁

2根芹菜茎，剁碎

1个4盎司重的罐装微辣绿椒

2个14.5盎司重罐装的炖蕃茄（1罐放在混合器中打成匀浆）

2包大豆肉蓉代替品，每包大约12盎司重

1茶勺莳萝粉

1茶勺干牛至叶粉

2桌勺辣椒粉

1茶勺盐

1/4茶勺液体红辣椒酱

最好用鲜芫荽叶作装饰，点缀在菜上

1. 用橄榄油喷壶在一个中等大小的汤锅内喷上少许橄榄油，并把它放在中-高火上加热。加入洋葱和胡萝卜，快炒。直到蔬菜变软，约需要5分钟。加入上边提到的两罐西红柿（泥状或非泥状），大豆代肉品及调料汁。搅拌均匀并放入沸水中。

2. 加盖，调节火至中-低热度，煨至香味混合均匀。约需要15～20分钟。

3. 最好用鲜芫荽叶装饰。

每份的营养成分分析

热量：180；蛋白质：22克；脂肪：2克；碳水化合物：22克

第四步

巩固你的习惯

预防故态复萌的艺术

生活中最难做的事情就是改变你已经养成的习惯。即使你知道那些习惯正在给你带来麻烦，造成问题，要想改变它也相当困难。人类的行为不像一个电灯开关，你可以随意地想开就开，想关就关。任何习惯的消失都很慢，你会看到自己在不断地犯错误。

失误——故态复萌——崩溃瓦解，前功尽弃

只发生一次错误是失误。当我们学习一个新习惯的时候，我们都有权利造成一些失误。一系列的失误，或者规律地重复发生的失误就被称做一次故态复萌，也叫复发。如果不及时检查，复发就会演变为彻底瓦解、崩溃，或者完全放弃你进行改变的承诺。研究显示：切断失误——复发——崩溃瓦解链条的最好用力点是努力预防复发。在这一章，通过现在马上了解你沿袭到现在的旧的习惯，你会学到如何预防复发的技巧。

我们都是习惯性的生物。这一特性早就编码在我们的基因中。人类的童年期比所有其他动物都延长了。这是为了给我们提供机会，掌握做为成年人应当了解的各种各样的事情。这种学习是通过一些重复过程实现的。儿童喜欢重复，并以重复为乐。他们喜欢那些他们玩了又玩的游戏和一些有重复词语的歌曲。当你

重复一个旧的习惯的时候，你的身体会积极地做出反应，但要想改变某些习惯却很困难，需要做出更大的努力。

我们很容易找到一些日常生活中的简单的例子来说明这个问题。在一个演讲大厅，人们往往在休息之后会回到原来的坐位上——尽管那些坐位没有任何方式的指派。即使他们是在参加一次单独的演讲，而不是某个课程的一部分也会发生类似的现象。同样，一些人一回到家就会打开啤酒，或者他们一感到紧张，就会吃椒盐纽结饼干或薯片。

从事食品工业的人们就非常了解这一点。这就是为什么他们竭尽所能使你形成购买他们产品的习惯。他们知道：一旦这些习惯养成了，你要停止购买，已绝非易事。这就是品牌迷形成的奥秘。有很多了不起的商战的例子：公司为争夺非常相似产品的热衷消费群而进行的战争。提供“买一赠一”的赠券是让你尝试使用一个新产品（并且，通过扩展，拒绝竞争对手的产品）的方法之一。一旦你买了一种食品，并且品尝之后，他们几乎就赢得了你。剩下的工作就靠你的已经程序化了的对环境刺激的反应，这个环境就是广告产品的阵地。你知道，接下来，你就会消费这种产品，不单是它的味道，也是由于一种要产生“酷”感的一部分追求，或者要去模仿你喜欢的运动员（无论实际上这位运动员在实际生活中是否碰过这个产品）。包装的颜色和设计也扮演同样的角色。很多工作已经开始起作用诱你上钩了。

先前的经历、行为和结果

为了打破一个习惯，你必须明白是什么刺激了你的行为。你的进食行为不仅仅是由于你觉得很喜欢所吃食物的味道，而是由于受你生活中的某些情绪或状况的激发而产生的。

一个重复的行为或习惯可以被分解为叫做“ABC”的一些简单成份：先前经历、行为和结果。先前的经历是一个事件，它发生于这个行为之前，并且与这种行为有关。例如，在经典的实验中，一个大白鼠学习将绿灯（经历）和一种行为（拉一个杠杆并获得食物——结局）联系起来。可是，如果它看到一个红灯（经历）并且拉那个杠杆（行为），他就会得到一次电击（一种不同的但却不愉快的结局）。经过很短时间的训练，这个老鼠就会一贯地拉绿色杠杆，获取食物。和老鼠一样，你可能已经学会了在心烦意乱的时候（经历），你觉得你需要吃一些巧克力冰淇淋（行为），因为这样会使你自己感觉好些（结局）。但这是一个短时间的愉快结局，长期的结果却是体重增加，尤如对老鼠的电击，是不愉快的。因此，对你的进食习惯这件事来说，重要的是把紧张压力与进食脱离联系，而将紧张和压力与一种健康的习惯联系在一起，如散步或一次治疗/放松休息。这里，结局将会是不通过体重的增加就减少你的紧张情绪。因为体重增加是由于你试图用进食来减少紧张而造成的。那么，你的“ABC”是什么？

当你仔细审视你的进食习惯的时候，你会发现，有时候你摄取食物并非是由于要品尝或喜欢它。这些计划外的进食事件常常削弱你做出的减重的努力。如果你适时努力地饮用蛋白混合饮料，你就不会感到饥饿，而一旦一些刺激你的“扳机”食物放在你面前时，你还是容易垂涎欲滴。其实有很多方法可以改变这种行为模式。

首先，你需要了解围绕你不可控进食行为的环境条件。通过避免那些时间和地点，你能预防过量进食以及那些失控的感觉。这些环境条件使你开始你要避免的行为。因此，你不要感觉自己象个牺牲者，而是要负起责任，改变本书称之为经历或先决条件的事件。这些经历可以归为两类：你能改变的事情和你不能改变的事情。但是，即使你不能改变某些驱使你过量进食的经历和先决条件，你还是能够改变你对它们的反应。这里有 4 步，每个都以字母 S 开始，是我从 John Foreyt（约翰·弗力特）医生那里学来的。他在德克萨斯的贝勒大学指导营养项目。

解消压力（消除紧张情绪）

你可以通过减少你的总体压力水平而间接攻击你的与进食相关的压力水平。读读小说，花点儿时间进行体育锻炼，保证良好的睡眠质量以及把自己做为优先考虑的事情，等等。这些都是很好的减少你总体压力水平的办法。不是去搜索冰箱，而是去散散步，这会比吃一整盒甜点心能更好地减少压力。实际上，研究显示：92%能保持他们减重效果的人都有进行规律的体育锻炼的习惯；而在那些减重后体重又反弹的人中，有规律地进行锻炼的人仅占34%。（见第六步，有一些关于锻炼的建议）

控制刺激

这里有一个例子：早上醒来，你会发现床边是冰冷的地板。为了避免今后还发生这种问题，睡前，你在床边放置一些卧室拖鞋。第二天早上，当你醒来之后，就有拖鞋在那里等待你。结果是：冰冷的地板就不再给你造成麻烦了。在膳食方面，这就意味着在冰箱里储存上健康食品，同时撤掉不健康的食品；或者它也可能意味着你要提前计划好你在某些场合要吃的东西。我经常建议我的患者们采取这些措施。例如，在参加婚礼前，喝一袋蛋白混合饮料；在沙拉和蔬菜中，有选择性地挑选食物；对填塞了奶酪的最后一口鸡肉和裹有熏肉的牛排只是尝尝味道就够了。

自我监督

每天用一个日志或日历追踪你在控制饮食方面所做的努力。每经过建设性的一周，就在旁边放一个奖品，为将来奖励自己做准备。

社会支持

远离那些批评你胖的人们，而找出那些当你减掉体重后就会表扬你并给你鼓励的人。许多人，基于各种原因，常常希望你的体重能重新反弹——而他们可能并不允许这样的事情发生在自己的身上。有一些人可能只是出于妒嫉，看到你减体重，会让他们对自己的体重状况感到不舒服。夫妇的一方可能因为另一方体重的减少感到有威胁感，因为他或她害怕你现在会吸引异性的注意。如果你有一个密友，他（或她）有一个积极的态度，那就考虑他（或她）成为你减重努力的合作伙伴。与一个同伴一起散步，会更有意思。你也可以同你的伙伴一起阅读和使用这本书！你们可以相互支持；互联网上的社区，比如：www. LAShapeDiet. com 提供的网络社区就是另一种形式的社会支持。

从开始到行动，预防前题条件的 4 个步骤

从前的经历——————→行为

缓解压力

控制刺激

自我监督

社会支持

现在，让我们来对付行为本身。你可以通过吃好的食物或稍小的份量而改变行为的性质。因此，你可以允许自己吃完你的膳食——可能是你每周日在妈妈那里吃的那一餐。可是，在那里，你也可以精明地选择吃什么或吃小的份数。最后，即使你不能防止一次过量进食，你还能通过健康行为进行补偿，从而改变那些结局。我们说你已经有一个很棒的周末，并且沉醉于很多美味的丰盛的大餐。现在你回到工作中。为什么不每天用 2 次代餐品，连续用 4 天，看看你是否能平衡掉你在周末多吃的那些多余的热量呢？然后再回到每天吃一次代餐品。当你纠正你自己的 ABC 的时候，就不会有负罪感，也不会气愤了。理解了如何使用 ABC 的方法，你又拥有了一个新的能力来控制你的身体。世界上没有完人，你不想要的结局有时还是会发生的。然而，在增重方面的坏结局绝不只是一次或两次混乱进食的结果。它实际上是多次 ABC 的集合形成的一个行为模式。这个模式将削弱你的努力。在下一节，你将学会如何处理和应对那些不按你计划发生的行为。

应对策略

即使你不能防止某一次失误，你却还可以改变你对失误的反应。首先，你必须问自己：为什么失误的发生并未使你自己觉得沮丧？几乎所有人都会有这一次或那一次的失误。努力观察你的情况并发现问题。让自己发疯只会使事情变得更糟。因此，要让自己平静和镇定下来。第二，更新自己的承诺，告诫自己或写下来。告诫自己是对自己讲话。这种方式的意思是要改变你的行为模式。提醒自己：为什么减体重对你是如此的重要，并且重新展望你的目标。告诉你自己：仅仅发生一次微不足道的失误就放弃你所有的努力成果是很荒谬的。然后再回到你的计划中去。不要用失误做为停止的借口。最后，通过与医生、朋友、一个支持小组，或一个网友讨论你的问题而获得社会支持。应对不可避免的倒退与预防复发的过程同样重要。

预防复发

预防故态复萌的理论来自于关于上瘾的心理学研究。大家都知道：想戒烟的吸烟者常常重复地这么做。曾经有人引述马克·吐温的话说：他曾戒烟 10 次。人类不是完美的，你不能在每次你犯错误的时候就放弃你的决定。有很多次你都想要脱离你的计划。为了避免这种现象的重复，你需要写下你的失误，并弄明白是否它们形成了一个特殊的模式。

你是否总是在下班回家的路上买快餐？是不是因为你觉得

饿，并且也没有计划一个你可以在家做的健康饭菜你才这么做的？回答是：使你的厨房装备得更容易制做食品。买一些冷冻饭食或冷冻的鸡胸或鱼，并在你早上上班走之前把它们放在冰箱内解冻。把肉放在烤肉架上，或用一个电的低脂烤肉架去掉多余的脂肪，用微波炉蒸冷冻的蔬菜。增加一袋沙拉，你就已经做好了准备。当你到家的时候，你就有一个快速的和容易做的饭菜。当你驾驶汽车回家时，如果你需要什么东西帮你渡过饥饿的难关，那就带上个能量条。

预防故态复萌使用的方法是在前面详细讨论 ABC 时使用的工具。当你的行为在失去控制的最危险时刻，那是直接的方法。通过认识你的失误，并做一些工作，你就能预防故态复萌和最终的崩溃瓦解和前功尽弃了。故态复萌的预防涉及到审视你的行为模式。这些行为需要改变，并且在它完全失控之前就要进行改变。

做计划、做准备、开始、放松、出发

最近，我在《纽约人》的栏目中看了一个卡通节目。节目表现了一个中年妇女在一个餐馆里与她的两个朋友坐在一起聊天的情景。当她举起一叉子的巧克力蛋糕往嘴里放时，她说："我设定了一个目标，我达到了，这证明我能达到这个目标，现在就该同它胡闹了。"不管你信不信，我认为这是一个健康的行为。应该允许你自己时不时地散漫一下。对一些人来说，每周花一个晚上款待自己一顿想吃的大餐是让他们坚持计划所需要的奖励的全部。

改变行为很不容易。因此，首先要设立一个目标和一个开始的日期。然后买你需要的东西，并将它们放在那儿做好准备。现在就开始，下定决心达到你的目标。

设立你能达到的目标

每周体重减少量＿＿＿＿＿＿＿＿＿＿＿＿

进食行为＿＿＿＿＿＿＿＿＿＿＿＿＿＿＿

锻炼＿＿＿＿＿＿＿＿＿＿＿＿＿＿＿＿＿

情趣和休闲＿＿＿＿＿＿＿＿＿＿＿＿＿＿

家庭＿＿＿＿＿＿＿＿＿＿＿＿＿＿＿＿＿

工作＿＿＿＿＿＿＿＿＿＿＿＿＿＿＿＿＿

其他＿＿＿＿＿＿＿＿＿＿＿＿＿＿＿＿＿

经常发生的问题是：人们往往会设立谁也无法达到的不现实的目标，这就会打击你的积极性。你应当知道你实际上每周能减掉多少体重，那就是你的目标。可是，这不能是你的唯一目标。如果你完全去掉吃“扳机”食物的习惯有困难，就看看，你是否能每周减掉一半，然后在下一周完全将其消除掉。采取每吃一口就把叉子放下的方法来减慢进食速度。你可以多花 5 ~ 10 分钟用于进餐，或在每道菜之间休息 10 分钟。先吃沙拉，然后休息一下。坐下吃主菜，然后再休息一下。最后吃水果作为甜食。

如果你能对这些小目标上的进步进行跟踪和记录，你就会知道你正在向减重的最终目标前进，并且将终身保持这个习惯。当达到这一目标后，奖励一下你自己。现在就开始进行。再设立起另一个目标，并且努力地去实现。你需要做逐渐的改变，但其间总有很多你可以做的和可以学的东西。我相信：“最好的防守就是进攻。”这句话不仅适用于足球，也适用于体重控制。如果你集中精力于达到下一个目标，你就不会有时间担心在你已经取得进展的目标上丢掉阵地。

自我交谈

自我交谈是一个非常重要的策略，我想再一次重复它的意思，以及如何进行具体的应用。当你处于努力改变一种行为的中间阶段时，自我交谈能够帮助你按自己的意图行事。这种自我交谈不是大声地说出来，而是去听内心的一种声音。

如果我正在走向自助餐的桌子，看到很多我不应当吃的东西，我就用自我交谈说服自己："我其实不想吃那些食物！"我在计算：吃一块巧克力蛋糕，我需要在跑步机上花多少个小时。我会仔细地看那些油乎乎的食品，去发现桌上的一些食品中令人做呕的地方，如菜上的浮油和动物油珠。我使用充分的消极印象去抵消我对食物的渴望。我也会集中精力于那些该吃的食物，看它们味道有多棒——例如，罗马甜瓜或西瓜会有多新鲜！

有时你不得不说自我交谈没用。记得有一次，当我出差坐在飞机上的商务舱时，用冰淇淋新地做的甜食使我想吃得要命。我都能听到装着充满乳脂香味新地的送货车从过道走来。我开始对自己说："不！不！不！……。"说了几分钟，提醒我自己说"不！"的决心。当小车通过的时候，我仍在内心对自己大声地说"不"。如果你什么都不做，等着女乘务员将冰淇淋放到你面前，我猜想你很可能有 50% 的机率会说："好，吃吧！就这一次"。自我交谈的关键是提前计划好你要对自己说什么，以达到自己理想的结果。

写下来

对许多人来说，控制他们感觉和心态的最有效的方法就是看到写下的那些东西。写下你的感觉是个非常有用的工具，它值得我们在这里再详细复习一下。如果写下一个清单和感情、情绪是你喜欢做的，那么，坚持记日志是坚持塑型计划的最好方法。写下你吃的所有东西和你进行锻炼的内容是跟踪观察你的行为的最行之有效的方法。我喜欢找个时间回顾一下过去一周的情况，并且爱在星期天晚上计划下个星期要做的事情。你可以发现自己的最佳日常安排。但要找个日志，并开始做些记录。每天你都想改变哪些行为？什么时候你失误了？为什么？下次遇到同样的情况，你会做怎样不同的反应？

我们都知道为自己的成功而赞扬自己，那么你就将它撰写下来奖给自己。写下那些你想称赞的行为，当你实现了它们的时候，奖给自己一颗星。在一周结束之后，把这些星星加起来，给自己记一个一周的得分。为了获得非食物奖赏，设立一个目标，这个目标可以取得几个星期的点数。为获得这个奖励，你可以为此攒些钱。攒钱可以通过不买那些你不应当吃的东西以及通过不吃早餐来进行。你会发现代餐品花的钱比它们所替代的食品的花费要少。

认识和改变行为模式

通过查看你的日志，你会看到你的行为模式。或许，你在下午工作的时候或晚上，在电视机前你爱嚼东西吃；或许，直到你的老板向你喊叫时，你一直都有不错的一周。查看你的行为模式，并在时机方面进行分析，分析那些可能的使情形加剧的因素以及直接的对健康或不健康行为的诱惑，等等。

如何做到不给自己泼冷水

你是否好奇过：为什么我做的一些事情似乎在与我的兴趣对着干？说不清什么原因，当你在破坏自己的时候，你似乎让每一件事都得到了控制。捣乱的破坏行为可以有很多原因，包括害怕改变。我曾有许多女性患者，她们破坏她们自己的减重努力，因为她们不欢迎她们减重后来自男人们的注意。这些女士正在使用她们的肥胖做为保护伞，对付不得不面对的与男人相处的恐惧。在这种情况下，与个人讨论相处的问题或进行小组治疗，能帮助这些妇女战胜她们惧怕与异性相处的心理。她们的减重也会继续下去。轻微的抑郁也会是自己毁灭的一个原因。如果你怀疑自己有些抑郁，那就就这个常见的问题去看病，这常常是来自于未经缓和的紧张情绪。你会发现，一旦你的抑郁被合理地治疗好之后，其他问题也就迎刃而解了。顺便说一下，吃健康饮食和进行规律的锻炼是一个公认的治疗抑郁症的常用方式的一部分。

巩固你的习惯不是一蹴而就的，那是个不断努力的过程。它推着你，在你的整个生涯中不断向新的、更高的目标前进。减体重只是促进你内在健康的第一步。继续巩固你的节食计划还需要一些鼓励。最有效的鼓舞人们改变的方法之一是：告诉他们现实生活中其他的改变了生活的那些人的故事。在第五步，你将学到如何鼓舞自己，取得成功。

第五步

鼓舞和激励

寻找你自己的内在声音和想象

现在你已经掌握了所有改变行为所需要的工具，你也拥有了营养学的实践和行为学方面的知识，这些都是你改变生活所需要的先决条件。如果你已经开始去实施计划，你可能已经开始注意到一些建设性的改变。你甚至也拥有一些有助于你保持新的行为完好无损的工具和方法。在这一章中，我们将谈谈如何寻找内在力量，去创造你的新生活。

我希望你能够自己减重成功。这不是在一夜之间就可以发生的事情。在我的临床项目中，我常常告诉患者：如果他们不能维持减重成果达 6 个月以上，他们就不能说自己获得了新的减重成绩。

在这个世俗的时代，关于宗教，我必须要对自己的议论负责，也要格外小心。由于中东危机、恐怖主义以及历史上的战争的缘故，宗教曾经受到了谴责。然而，当你脱去宗教的组织上的外衣，你就会发现：所有宗教的核心以及精神的形式不外乎是在寻找一个内在的声音。

我们中的大多数人对精神从来不做过多的思考，只是顺其自然地渡过每一天。其实，我们的大多数人是由于生活节奏没有慢到足以倾听我们内心的声音。有许多关于内心声音的例子，科学家们将之称为灵与肉的相互作用。在中医理论中，有“气功”这一体育锻炼形式（发音为：chee-gong）。在这种锻炼形式中，你学习每天花几分钟，什么也不做，只与你自己的内心进行联系。我的一位朋友是哈佛大学医学院的教授，Herbert Benson 博士，在许多年以前就写了一本书，名为：《放松的反应》。他用西方科学去证明：精神能够影响身体的血压、体液以及呼吸状况。你或许看过站在街角几个小时也不动的小丑，他们的呼吸极浅。他们是通过深部冥想才达到这种状态的。

患者们有时告诉我，他们在不同的情绪状态下会想吃不同种类的“扳机”食品。如果气愤，他们就想吃咸的食品；如果难过，就想吃甜味食物或巧克力。如果把一天中的冥想做为另外的一项活动，或者，当你进行锻炼时，进行积极的对问题的反省，会减低你的总的紧张水平以及对“扳机”食品的需要。

紧张、压力和放松反应

通过放松练习、你可以降低你的血压、脉搏和体温。当你进行放松时，你的脑电波都会有所不同。虽然这些电波不像你睡觉时那么慢，但它也并不像许多人所表现的那样，当他们在进行计算或坐在办公桌前进行工作时那样处于很高的警觉状态。

每天，我都会看到许多人，他们并未进行放松。当他们提高声音，频率很快地讲话的时候，他们的脸会胀得通红。这种高声在别人还没有把话讲完的时候就会将其打断。他们脉速快，呼吸浅表。这种类型的行为有时也被称为“A 型”血型行为，是处于高紧张激素水平的结果。这种激素被称为“儿茶酚胺”，它来自于肾上腺腺体。人在紧张时，它们的水平可以上升到正常时的 10～100 倍，并能升高血压、脉搏和体温。对有高血压的人来说，这常常是脑卒中发生的诱因。

克服这种消极的内敛型的 A 型行为，外向型行为就很重要。外向型的行为常常表现为：精力充沛、没有 A 型行为那样的内在紧张和愤怒的行为。科学家们已经发现：在几乎所有这样行事的人中，古典的急火型 A 型性格与战斗或迁徙反应相关。

紧张常常表现为多种特点。一些人能够控制紧张情绪，以致于他们在外表上会看上去很放松（如一个职业高尔夫球员正在创造一个价值 50 000 美金的转击球入穴），但在内心，他们也精神极度紧张。这是最糟的一种紧张表现形式，能够导致疾病和一些与紧张无明显关系的疾病。包括胃烧灼、胃肠功能紊乱综合征（便秘和/或频繁肠蠕动）、痤疮、膀胱疼、频繁小便、肌肉疼以及后背疼。

由于体重增加也是与紧张情绪相关的紊乱，许多类似的健康问题常常会随之而来。我见过几千名患者，曾经遭受过超重和一种或多种这些类似的问题的折磨。实际上，有一年，我见到很多超重病人都合并有后背疼和膝盖疼。由于太集中了，最后，保险公司都检查了我的医学记录，并把我列在他们分类名单中的理疗专科医生中，而不是营养专科。

与紧张相关的健康障碍不一定很典型地与其原发病因一起发生。但为了解决问题，你需要了解清楚，否则就会有麻烦。很多流行的药物试图（常常不能成功）去治疗诸如游走性头痛这种与超重相关的疾病。有这种疾病的患者，一旦紧张情绪得到减轻或控制，这些问题也就都消失了。

尽管你不能控制工作或家庭中造成你紧张的状况，但你可以找到控制你的情绪的方法。例如，你可以让自己离开造成紧张情绪的源头，从紧张中得到一些休息；你可以计划如何减少或解决那些让人产生紧张的事件；你可以在应对紧张时用一种健康的方式代替不健康的行为；你也可以通过重新组织你的办公室、办公桌、你的卧室或你的日历表，去减少压力。你可以在生活中增加冥想作为另外的习惯或作为你锻炼的一部分（将在下一章讨论），帮助减少你的压力。当你从身体上、情绪上、智能上以及精神上平衡自己的时候，你就会发现，你对同样引起你紧张的事件反应小多了。我会给你讲些例子，告诉你：面对同样的紧张和压力，人们是如何改变了他们的反应，以致于他们没有建立起紧张进食的恶性循环。

冥想时，倾听你内心的声音

冥想行为是沉着镇定到足够强的程度时体验存在的过程。我有一个好朋友，他喜欢说这样一句话："过去已成历史，将来是个迷，但今天是个礼物。"这就是人们称它为"存在"的原因。因此，我们很少有人生活在这里，在现在。我们总在担心：什么时候我们会达到我们的下一个目的地，或过去我们已经做了什么。这使得一些事情的结果很不相同。即使过去你做得不同，并努力去避免坏结果，它还是不能帮你把它们保留到现在并且毁掉现在的现实。

做冥想时，在家里或办公室里要做到：保持 5 分钟，什么也不想，进行呼吸和放松，确保别被打扰。用个枕头放在头下面，平躺在地上，闭上你的眼睛。吸气时数 3 下，数到第 4 下就呼气，只想自己的呼吸。当你感觉放松了，并要结束你的呼吸休息时，慢慢睁开眼睛，重新恢复正常的呼吸模式。当你感觉舒服的冥想进行了 5 分钟之后，延长你的冥想到 15 分钟。不久，你就会发现这段时间很愉悦，你可以享受足足有 30 分钟的冥想。

当你呼吸时，你可能会发现很难保持你的精神集中于呼吸上。如果是这样，你可以将精力集中于一个词、一个图像或一个声音上。你可以拿个房间里的任何一样东西，或吊一个手机在空中做为你的集中目标。你也可以放一段能让你放松的你喜欢的放松类的音乐。比如：那些表现河流、大海或风的音乐。你也可以重复一个对你有意义的词，帮助你集中你的思想。

如果静止冥想对你来说不可能，那么你也可以在冥想时进行伸展运动或做瑜珈。如果做冥想时，你的肌肉发生痉挛，说明你可能没有完全放松。好好想想你的肌肉群，确保它们得到了放松。

靠着墙或一把椅子做伸展运动，或者模仿做瑜伽的姿势做伸展运动，这些都可以通过缓解肌肉和关节的痉挛感觉而减少紧张。

坐在办公桌旁或计算机旁，向上绷紧脖子、上背部、肩膀、和胸部的肌肉。每30分钟站起来一次，伸展脖子上的肌肉，做慢慢的转头动作，然后耸肩。伸开你的胳膊到你的前面，以划小圆圈的轨迹前后移动你的胳膊。然后握拳在你的眼前，向外移动，好象握着哑铃，并把它们移到你的侧方，直到你的肘部移到后面，并轻轻地放到背部后面。你应当感到胸部中间部位有温暖的伸展运动。慢慢地做这套动作和所有的伸展动作，尽享它们的益处。

伸展你的后背下部，躺在地板上。把左腿伸直，弯曲右腿，右脚平放在地板上。现在慢慢地抬起你的左腿，直到快要上升到最大高度的一半。你会感到后背下方有轻微的伸展的感觉。将这一动作进行5~10分钟。然后换腿，以抬高你的右腿并弯曲左腿。现在保持右腿弯曲，以右侧卧，抬起左腿。如果用枕头要舒服些，就用个枕头。然后换腿。

你现在已经掌握了伸展和放松的艺术，那么你就有可能继续下一步。在其他的状况下，包括在你每天做锻炼的时间内，要注意倾听你内心的声音。

锻炼时，倾听你内心的声音

下一章，你将要学习有关L. A. 塑型膳食和锻炼计划，但我发现锻炼的一个重要的部分就是活跃的冥想。接着往下读，你会知道，按着你内心的声音如何能够使锻炼更让人满足、愉快和放松。

我从未觉得锻炼很枯燥，也不觉得烦。我不需要在锻炼的时候看电视或听收音机。当我锻炼的时候，我爱听平静轻松的音乐。因为我想让我的内心徜徉在美好的境界，摆脱掉困扰我的一些事情。在锻炼的时候，我的内心会沉思、减少担心，并发现解决问题的方法。一旦它们被仔细地分析，大多数的问题似乎都不是那么成问题了。

锻炼的时候，集中精力于你正在做的动作就能降低你的紧张度。通过集中精力进行运动，能够分散你在造成你紧张事情方面的精力。你会看到，锻炼是唯一的一个健康的嗜好。当你完成锻炼的时候，就像你完成冥想时一样，你会觉得心情、体力和精力又都重新振作起来，恢复了原有的精力。

冥想产生灵感

除了使你重新振作起来和减少压力以外，冥想还能使人产生灵感。这一切几乎是很神秘地发生的。你正在思考着什么，或者甚至什么都没想，突然你会感到顿悟。我不明白顿悟从哪儿来，也不知道大脑是如何有意识地创造了一个新的东西。信仰宗教的人们相信：所有的灵感都来自于上帝。而世俗的人们相信：那是大脑的生理机能。实际上，应用正电子发射 X 线体层照相术的脑扫描技术（positron emission tomography，简称 PET）已经证明：在做梦的时候，脑内视觉相关区域的灯会亮起来。因此，可能是不同脑区的活动的结合产生了新的洞察力。

在古代，哲学家们曾经思考过宇宙的起源，并声称他们在梦里见到了上帝，上帝向他们揭示宇宙是如何开始的。一些神秘的体系，如犹太教的“神秘哲学”，神秘的基督教的“启示录”以及佛教的“禅宗”，都是基于静思的力量带来想象和顿悟。人们相信：他们都可以预测未来。通过让自己的精神安静和探求你的现存的现实性，你可以发现你自己的一个全新的侧面。创造力不会进入一个杂乱无章的有多种任务的精神世界。阿尔伯特·爱因斯坦可能是近几个世纪的最具创造力的精神的代表。他因为说“上帝是不会与宇宙玩掷骰子游戏的。”这句话而闻名。他相信：他的定律不是单单由于概率论的工作而发生的偶然的正确规律。他相信：在某种程度上（有些）他的对时间和空间的想象力是被激发出来的想象。通过固定在太空中的最新望远镜的观察，人们得到更多的证据，证明了爱因斯坦是正确的。远在他们存在之前，其他的人谁又能解释雷奥纳多·达·芬奇关于直升机的想象，或朱斯·文关于海底的幻想呢！

灵感可能是人类大脑的另一个奇妙的功能。想象事物将成为什么样和发明新的东西是一个了不起的力量。我希望你用这种极佳的力量强化你的内在特性，去寻找和保持生命的良好健康状况。关于在哪儿以及为什么你想减重并永远保持健康体型的想法是你个人的事。在这一章。我将与你分享几个故事。这些故事是从我听到的几千个故事中拿出来的。它会让你发现某些能激励你减重，并寻求理想的营养健康状态的力量。没有魔术发生，你发生改变的基础是有科学依据的。根据身体调节的科学规律，灵感（鼓舞人心的事）将使这些变化发生。换句说，你不能认为自己成功的希望太渺茫。

成功的科学

灵感是一个工具，它能帮你通过结合膳食、锻炼以及行为改变来达到你的目标。但仅靠灵感本身却起不了什么作用。在你成功的背后还要有科学原理的存在，而且它也的确是存在的。

数以千计的像你一样的人已经减掉了体重，并且能够长期保持健康的体重。他们就使用了一种计划，这个计划包含了代餐品的使用、充足的蛋白质、以及大量的水果和蔬菜。这些都在本书描述过了。它们是健康完全膳食和生活方式的一部分。我已经在正规的科学研究中研究了数以百计的人们，也在我的临床实践中目睹了数以千计的患者，他们都成功了。我曾经环游世界，并得到几十种语言的人们的证言，他们描述了他们减重的故事，还告诉我，减重是如何影响了他们的生活。

有很多原因可以导致体重增加。例如，我曾看到一些患者，他们在离婚后或丢掉工作以后，由于进食大量的食物而导致体重增加。这些人，无论他们吃的是否是健康食品，他们都正在变得肥胖。他们把食物做为减少压力的药物，但这并未起作用。人只有重新认识自己的价值，才能逃离这种改变生活的事件，并且停止过度进食。

当然，不同的减重计划的减重效果各不相同。决定减量比例的因素很多，在身体情况差异之外，最大的影响因素就是个人对自己成功方面的投入不同。正如一位 20 世纪最伟大的哲学家佑基·贝拉说的那样："如果人们自己不想去棒球场，没什么办法可以说动他们"。

在我的临床工作当中，我常常看到：一个妈妈努力说服她的女儿减重，但并未获得成功。几年以后，当女儿自己想减重时，用同样的膳食节食方法，却获得了成功。第一次来，减重是为了自己的妈妈，因此没有达到目的。当她再回来时，她提醒我，她曾来过，并告诉我这次不一样了。这次她是为了自己才减重的，不是为了她的妈妈。

科学能够解释：如果你认真地按节食计划去做，你能比较现实地减掉多少体重。但是，没有什么科学数值能够保证你的成功，只有通过你自己的努力，自始至终地按你的计划去减重，持之以恒，才能保证你的成功。

成功者的故事

了解了其他人获得成功的例子，有助于你展望你自己的成功。下面的这些故事，是从我的办公室里挑选的生活中的真实故事。故事强调了减重如何改变了这些人的生活。为了给病人保密的原因，我已经隐藏了其真实身份。如果其中还有与真实的人有相似的情况，纯属偶然。这些故事是很普通的。实际上，我有很多相似的故事，我只好从这些故事中选择一些写出这一章。这些人的共同特点是：都有一个做出决定和行动开始的关键一刻。所有这些人们经历的积极的结果，都是从这一时[illegible]开始的。

每一个成功的例子，其动因都是不同的。[illegible]是因为一次痛苦的外伤而引发了肥胖，而更大的痛苦引发了这一减重行动。也有的人是由于渴望获得某个特殊的机会，或达到某个特殊的目标，才会产生改变自己的想法。对你来说，这一动因是什么呢？

四十多岁的男士

我是个贪吃的家伙。我喜欢不吃早餐，拿一杯加奶的咖啡边喝边走着去上班。上午 11 点以前，我就觉得饿极了。就会到处寻找卖多纳圈的货车。午餐时，总是跑到我工作地点附近的劣等快餐馆就餐。在下午晚些时候，我就又觉得饿了。在回家的路上，我会停下来，跑到一些快餐厅买些炸薯条。我妻子总是做真正健康的饭菜，她就是搞不清楚：为什么我的体重会不断地增加。

开始 L. A. 塑型计划后，我喜欢在早餐用奶昔，吃了它，直到中午都不会觉得饿。中午饭，我喜欢再用一次奶昔。在回家的路上，再吃一条能量棒。我觉得控制得好多了，直到开始吃晚饭之前，我都不觉得那么饿了。在过去的六周中，我减掉了 25 磅体重，觉得身体更棒，也更有精力了。在我体验过的节食计划中，这是第一种让我觉得充满精力的节食计划——我觉得我最终摆脱了饥饿的痛苦。

三十多岁的女士

直到怀孕之前，我都穿 8 号的衣服。由于怀孕，我体重增加了 40 磅，衣服尺寸增加了 3 号（达到 11 号尺寸），而且总是不能把那么多多余的体重减掉。我非常恨自己肥胖的外表，一点儿也不觉得自己性感。由于体胖潮热，半夜三更不得不起床，搞得我忙碌不堪。我痛苦地认为：这就是我要面对的生活方式。我真的不想变得象妈妈那样。

L. A. 塑型奶昔真的很好吃。我在为孩子准备婴儿食品的时候，也可以在厨房用搅拌器为自己制做奶昔。在早餐和中餐的时间，我吃了奶昔，觉得很饱也很满足。最终，我开始去掉一些体重。在前四个星期里，我减掉了 10 磅，并且我正在减掉我所有多余的体重。我正在参加一个“妈咪和我”锻炼小组，这些活动帮助我将一些运动带进我的日常生活。我又对重新变回自己原来的尺寸充满了自信。

五十岁出头的女士

我向来觉得自己很健康。但自从进入五十岁年龄，我已经注意到腹部这可怕的腰间赘肉。我不知道它是怎么发生的。我觉得我和以前吃得一样多，但体重还是增加了。我努力让自己挨饿，但还是一点儿都没有好转。

开始在早饭和中饭吃奶昔之后，我觉得有精力多了。这比努力忍受饥饿和只吃一点儿我喜欢的食物要好受多了。我还开始每天散步了。最终我第一次减掉了体重。我觉得更有精力了。我非常吃惊：自己在三个星期之内竟然减掉了 8 磅体重！我的腰围小了，我的衣服也变宽松了。

二十多岁的男子

我从小就一直很胖。从我上幼儿园开始，其他孩子就取笑我。我妈妈带我去找过很多医生，但都没效果。我有一份很棒的作为计算机技术员的工作，但还是没有女人看上我。

从我开始这个节食计划之日起，我的生活就改变了。我发现：我每天能消耗掉很多热卡，而且我能吃比我想象的要多很多的食物，但仍能做到每月减重 12 磅。现在我已经进行这个计划 5 个月了，已经减掉了 60 磅。我觉得真是太超出我的想象了！我了解到：我的目标体重比我真正达到的值要高。这也是第一个没有让我觉得饥饿难耐的节食计划。我现在吃的健康蛋白质比以前要多，而且我还有力气在健身房进行举重练习。

我过去总是不够强壮，但现在我的肌肉都显露出来了。在健身房，我遇到一个女孩儿，我觉得我们的交往正在非常顺利地进行，而且比我想象的还要好得多！

二十多岁的女士

我在青少年之前，真是瘦得皮包骨头。在 13 岁左右，我完全成熟了。我开始增加脂肪，变得很胖，而且体重不停地增加。我一点儿也搞不清楚为什么我的体重会不断增加。妈妈带我去看一个专科医生，那个大夫给我开了甲状腺素片，但那并没有起任何作用。我还是在不停地变得更胖。太糟糕了！周末我总是一个人单独回家，没人邀请我参加我的高中班级舞会。

我现在的工作是做秘书，终日静坐。大约在 6 个月以前，我开始进行这个新的节食减重计划。我早饭和午饭都饮用含有过量蛋白的奶昔，代替吃饭。我已经减掉了 30 磅，已经能穿很漂亮的新衣服了。办公室里的人一直都赞美我的新体型。这是多年来我有过的最好的感觉！现在，我能够更加精力充沛地度过每一天。我觉得自己和自己的身体都棒极了！

三十多岁的男子

我是个推销员，每天都坐在我的小汽车里。连续几天，我一个城镇接一个城镇地跑业务。路上吃的东西都油乎乎的，充满脂肪。进食是驱散我每天枯燥生活的唯一的事情。仅在一年之内，我的体重就增加了 50 磅。那真象是气吹的一样。

当我发现这个节食计划以后，我感觉最终我能够控制自己了。别理解错了——我还是时不时出去吃一次不错的大餐。但平时，每天早上吃一次代餐品，中午吃一次代餐品，然后我很谨慎地点晚餐的菜。这个节食计划让我了解到的最了不起的事情是：

我需要比我预想的量要多得多的蛋白质。在晚餐，我吃 6 盎司瘦肉，我在早上和中午的代餐乳中每次放 25 克蛋白质。这比我想象的容易多了。我带上一个混合器，在每天的早上和中午混合用脱脂奶配成的奶昔。作为我下午的零食，一般在车上吃个能量棒。两餐之间，我一点儿也不觉得饿。仅仅在 8 周之内，我已经减掉了 26 磅体重。由于整日坐在车上，我的后背常常受伤，现在感觉好极了。我现在感觉很自信，我的销售额也上升了。

六十多岁的男士

当我退休的时候，我曾认为生活该有意思了。我没有期待掌握我的所有的时间。当我第一次退休的时候，由于频繁地到厨房拿吃的，我磨破了一个从起居室到厨房的地毯。如果电视上有商品广告，冰箱的门就会开闭一次。我感到很无聊。每周我看电视的时间超过 30 小时。然后，我想起来了，在地下室，我有一些高尔夫球棒，那是老板送我的礼物。有好几年没碰它们了，因此我拿起我的球棒就去了球场。当我想低头看高尔夫球时，我吓了一跳：发现自己如果不再向前弯一点儿腰，几乎不能越过自己的大肚子看到球了！不能再这样下去了。我开始每天早餐用高蛋白代餐品，用厨房里的浆果和混合器制作。好家伙，味道棒极了！我觉得精力充沛，一点也不觉得饿。然后我就去参加高尔夫球课程。我练了两个小时以后，再回家做另一份奶昔。吃完中饭后，我又回去再打 18 个孔。回来的路上我吃一个能量棒。回到家之前，我已经做好了吃晚饭的准备，但不像我从前那样饿得要命。现在我吃晚餐的时候更慢了，并且充分享受进餐的快乐。仅仅六个星期之内，我减掉了 20 磅。现在，由于我能看到球在哪儿了，我开始击球击得相当直。

七十多岁的女士

我向来对自己吃的东西很谨慎。但当我丈夫去年辞世以后，我总是觉得很饿。环绕腰部以下的部分长出了象沙滩球一样的脂肪。我的衣服哪件儿也穿不进去了。我最大的乐趣是与我的孙子们玩，但由于我努力不吃饭来减体重，最终却是精力越来越少了。

我开始使用这些让人饱足的美味奶昔。我每天吃两次，早餐和中午各吃一次。如果我要与女友会面，一起用餐，我就会先吃一份代餐乳，在吃饭时，点一份沙拉和脱脂调味汁以及一杯冰茶，以便使我们在一起交谈的时候有事做。

上个月，我实际上减掉了 10 磅体重。我肚子上的沙滩球也开始变小了。我去看了我的医生，他说，他看到我正在减少体重，真是太高兴了。我的血压好多了，我的胆固醇水平也下降了。这些都是因为减轻了体重。我觉得新的生活方式真是太棒了！

写出你自己成功的故事

现在该写出你自己的期望中的梦想了。我总是对我的患者说："下定决心开始！"。你知道了你的瘦体重和目标体重，但是，在以后的 3 个月、6 个月和一年中，你的个人目标是什么？你想减掉多少体重？你以后可能还会对之进行修改，但是了解你的个人目标很重要。

我的成功梦想

体重目标：____________________

减掉这些体重的时间：____________________

衣服尺寸的目标（女士）：____________________

腰围尺寸的目标（男士）：____________________

三个月之内我想达到哪种程度：____________________

六个月之内我想达到哪种程度：____________________

一年之内我想达到哪种程度：____________________

减重和增强体质如何改变你的生活

几乎每个减轻体重的人都会注意到他们生活中的巨大变化。不但他们身体上感觉好多了，他们同时也感到家人、朋友、同事以及老板对他们有了不同的看法。他们表现得更自信了，生活的质量也更高了。这里有一些例子，列出了各种由于减重而使生活得到改变的表现方式：

1. 遇到梦中的女孩（男士）；
2. 工作上得到晋升；
3. 与孩子一起到海边，感到自己的身体很漂亮；
4. 能穿上几年前买的一些漂亮的衣服；
5. 得到很多赞美，并感觉到与朋友在一起更自信了；
6. 买一些新衣服，这些衣服在我非常重的时候，从来不敢想；
7. 开始一个新的运动项目（骑自行车，举重、打高尔夫、打网球）；
8. 我的睡眠状态改善了，睡醒的时候也觉得休息得很好；
9. 我停止服用降血压药和降胆固醇的药了；
10. 我的膝盖和后背不像以前那样常常受伤了；
11. 我的哮喘状况得到了改善，发作减少了，症状也减轻了；
12. 每天都觉得很有成就感，不那么爱生气了。

那么，你的生活将会做怎样的改变呢？

1. ______________________________
2. ______________________________
3. ______________________________
4. ______________________________
5. ______________________________

每天都是一个新的机会

当你展望你的成功的时候，要把每一天都当成那好像是你在进行这个计划的第一天。当你奔向自己的目标的时候，不要认为你的进步是当然的，就漠然对待。每周写下你的体重，并将进展情况画成图。你应当会看到一个持续的下降的趋势。一种保持自己处于被激发状态的方法就是：每天看你个人的成功前景。并且设法确保：只要有可能，你就没有浪费取得进步、奔向目标的机会。

奖励自己，保持你的契机和势头

不管在什么时候，只要你已经达到了一周的目标体重，就把它标注在你的日志上，并且给自己一个奖励！我的一些患者采用往罐子里放石子的方法，记录自己的成功。当罐子里的石子满了的时候，他们会为自己买个礼物。这应当是你今后生活的一个持续不断的过程。因为你要继续奖励自己的进步。但一定要确保给自己的奖品不是食物。你可以买一双新鞋或你看上的一个小玩意儿。如果你喜欢买健身器材，那你就为下一章做好了极棒的准备。

第六步

为生活进行锻炼

什么事也不做比做任何事都更轻松——特别是当你像今天的大多数美国人一样处于极度紧张的压力之下的时候，就更能体会这一点了。这也许可以解释为什么24%的美国人从来不进行体育锻炼，而另外的25%没有进行规律锻炼的习惯。

这种身体活动的缺乏是造成当代肥胖流行的一个主要原因。因为我们的工作和生活已经由于省力的工具，如摇控器和自动拉门的存在而变得不用耗费什么体力就可以做到。我们大多数人每天开着车到处走，由于这个国家的生产企业的紧缩和减少，过去要求由重体力劳动完成的流水线式的工作，大部分都见不到了。现在我们正处于信息化社会，大多数人在服务性行业工作，他们工作的时候，不是坐在柜台前，就是开着汽车或卡车，也有人整天坐在电脑前。更多的女士参与了劳动大军，并且不得不减缩工作时间来照顾他们的家人。双职工家庭只给做晚饭留下15分钟的时间，除非你把体育锻炼活动放进你的生活计划中，否则你肯定找不出时间去进行锻炼。

在这一章中，我将开始得慢些，先让你活动起来。然后我将带着你进行一些步骤，用我的成功了的患者们经常进行的一些很棒的规律的锻炼，来增加你的肌肉。如果你已经很活跃，那就跳到前边去，直接从体育锻炼的正规内容开始。否则，那就开始得慢些。我也希望你能迷上这个我称之为唯一健康的嗜好——规律的体育锻炼。

动起来

数百万的美国男人和女人们都过着类似的生活方式。他们起床后，先冲澡，然后就钻进他们的汽车，整日坐在他们的桌子前；当他们回家时，坐进他们的汽车驱车回家、吃晚饭，然后整个晚上都消磨在电视机前，吃完零食以后又倒下睡觉。超过数百万的成人和小孩儿整日待在家里，只花一点儿能量在车上进行些跑腿儿的差事。晚上给孩子和丈夫做完饭之后，也就没什么事可做了。当她们完成了一天工作，就会斜靠在电视机前吃零食。你知道，对这些人，即使锻炼的驱策力发生在他们身上，他们也不做，而且等着，直到这些锻炼的时机徜徉过去。这是你吗?

消除障碍

是什么原因防碍你不能进行规律的锻炼?

1. “我没有时间进行锻炼。”时间以不同的速度在流逝。如果你正在医生的办公室，要求你再等一个小时的时候，时间就过得很慢。如果你正在享受假期的最后一天，那么时间快得就像飞一样，不知不觉中就过去了。我要求你给自己挤出一些时间，动起来，进行一些体育锻炼。

尽管你认为现在你没有时间，其实你完全可以创造出时间。那就是通过消减你生活中别的什么地方浪费的时间来实现。很多时间都被人们浪费在看电视上。我真不明白：为什么许多人每天晚上能看上 2 个小时或 3 个小时的电视，却找不出时间去锻炼!

从周末开始，认真仔细地检查自己的生活。你能否找到星期六或星期天的几个小时，你自己或和一个家人或一位朋友，亦或是和一个宠物一起到公园去散散步？这可以作为你为运动起来迈出的第一步。你会发现，在这段时间里，身心是如此地放松，你又会将它延长到每周一到两天——那么，你就走在通往一个每天进行散步和举重锻炼的常规了。

2. “当我锻炼的时候，我的肌肉总是被拉伤，同时我还喘不上气来。”如果你健康状况不太好，你就得进行较缓和的日常体育锻炼。你要穿暖和些，并且锻炼以前合理地进行一些伸展和舒展的热身动作。我一整天都在做伸展运动来缓解紧张和压力，特别是脖子和肩膀周围的小肌肉。

如果你在进行一个体育锻炼项目以前已经拉伤了你的肌肉，你就应当避免举起比你的最适可举重量更重的重物。有一次我到健身房去，猜想自己：在一年都没有锻炼的情况下还能从 20 磅重的杠铃圈开始。第二天，我的肌肉拉伤相当厉害，我几乎不能动我的胳膊。

在本章中，你将会学习，如何通过每次举重练习之后产生轻微的烧灼感——而不是你的肌肉的疼痛来增加你的肌肉。你将学习，如何在做每一个动作的时候，通过进行特殊的动作和注意合适的形式及姿势，能够有所控制地在每种练习中保持你举起来的重物的数量。“没有痛苦就没有收获”的想法是危险的，也已经过时了。

如果你在上中学的时候进行过跑步，有过上气不接下气的经历，你就会记得，那是一种不愉快的体验。那个时候你的大脑告诉你的横膈膜：要用力呼吸，以赶走你肺里的二氧化碳，并吸入更多的氧气！在你剧烈跑步的时候，它就被拉伤了。因为，横隔膜——一个在肺底部的纸一样薄的肌肉，像其他肌肉一样，有疼痛纤维。在我们这种锻炼计划当中，你不会感到那种不舒服。因为你不用做那种练习。你将学习用散步、一个跑步机、或一个极为简单的运动器械来进行锻炼。强度设定在燃烧脂肪的心率水平，但并不让你呼吸困难。实际上在合适的心率水平下，锻炼的时候并不会影响你和别人交谈。

3. “锻炼很枯燥。”去健身房会打乱你的日常习惯。但有一些健身房甚至24小时开放。因此，你可以找一个适合你日程安排的健身房。周末在健身房冲个澡，然后放松一下；或进去，很快地进行一个月中就进行一次的压缩练习，马上再出来——你可以选择任何形式。如果你想在家进行锻炼，那就找个特定的空间，把它设置为你的家庭健身房。可以是在你房子或公寓里的一个角落，把健身器材放在那里。你可能已经有些器材了，但你却主要用它们来挂你的衣服。你在它身上花钱了，当然你就应该用它！

选择一个光线良好的地方，如果可以，放上一个小收音机或CD机。这样，在你锻炼的时候就可以听一些音乐了。如果你去健身房，就带上个耳机。创造一个舒适的环境，这包括能够激励你的舒适的光线和音乐。当你锻炼时，别忘了再带上个能量棒和饮水瓶。如果你在下午晚些时候的锻炼中感到饿，就吃一个蛋白质棒。它可以帮助你以很好的形式完成你的练习，避免肌肉痉挛。

你必须开始带有体育锻炼的生活方式。读些健身杂志和书籍，并为训练买一些新衣服。回到从前你上大学的日子，穿上印有你喜欢的学校或单位标记的衣服，亦或买不同的训练用T-恤衫。这些都将提醒你，想起那些已经离开了的特殊的地方。当你习惯于体育锻炼之后，你就不觉得枯燥了——进行一种你喜欢的活动，会让你有相当愉快的感受。

体育锻炼是一种健康的嗜好

平均每天锻炼一个小时，你就可以减少生活中的压力导致的进食不健康食物的欲望。信不信由你：如果你花时间去锻炼，你将会改变自己、改变你的压力以及许多使你产生压力的人和事。

有氧锻炼和抗重力性锻炼

体育锻炼分为两种类型：有氧锻炼和抗重力性锻炼（这种锻炼一般是以举重的形式来进行）。这种分类，有些人为的因素，因为几乎所有锻炼都会增加你的心率和锻炼你的肌肉。然而，在你的锻炼计划中，把所有正式训练的时间的一部分用于这两种训练是很有用处的。

锻炼你的心肌：有氧练习

有氧锻炼是一个科学术语，指的是那些使你的心率增加得足以锻炼心脏肌肉的运动形式。在古代，人们没有选择的余地，只能在有氧训练上消耗能量。如果你的身后有一个长着锐利长犬牙的老虎，你一定会拼命地跑起来。今天，我们必须与自己约定好去进行散步、跑步或做其他形式的有氧训练。

有氧锻炼要求大肌肉的运动要持续一段时间，以输送氧气到心血管系统并且使你的心率增加。心率的增加量至少应达到你最大心率的50%，并且运动时间要持续20分钟。现在花点时间计算你自己的目标心率（THR）：

220减去你的年龄＝最大心率（MHR）

（MHR－静息状态时的心率）×0.5＋静息状态时的心率＝THR_{50}

（MHR－静息状态时的心率）×0.6＋静息状态时的心率＝THR_{60}

（MHR－静息状态时的心率）×0.7＋静息状态时的心率＝THR_{70}

（这些公式表示的是计算THR_{50}，THR_{60}，THR_{70}的专用计算公式。这些数值代表了处于不同体质状况水平的个体的静息状态时的心率。一些健身房简化了计算公式，只采用年龄调整的最大心率的某个百分数。

这些目标只是一个让你明白如何在一个安全的心率范围内进行训练的一个指南。因此别让这些精确的公式牵着你的鼻子走。

测量你的静息状态时的心率的方法是：静坐 15 分钟，并数你的脉搏数 10 秒钟，然后将 10 秒钟内计数的脉搏数再乘以 6，得到的数就是你的每分钟的静息状态时的心率。

第一个星期：在 THR50 的心率水平进行锻炼，每天锻炼 20 分钟。

第二至第十二周：每天在 THR60 心率水平进行锻炼，每天锻炼 30 分钟。

如果状态很好：每天在 THR70 的心率水平锻炼 30 分钟。

目标心率并不是一些单一的数字，它代表了你的年龄调整后最大心率的 50% ~80% 的一个可接受的范围。你能够从上述较低的范围得到足够的心肌保护。已经证明：如果你能在一个比较低的心率水平运动时间长一些，这比你在一个比较高的心率水平拼命锻炼较短时间能消耗更多的脂肪。因此，挑选一个心率水平，在这个水平下，你可以很舒服地进行锻炼，并且在你的有氧练习阶段将近结束时，你会感到身上发热并且出汗。在一个合适的心率水平，有氧练习应当是你还想做的一件愉快的事情。别急着说锻炼有困难。当你的体质得到增强的时候，你应当逐步地按下图的分值进行练习。

每分钟的脉搏数

180 ~ 200 上限

160 ~ 180 比赛或表演

140 ~ 160 增进体质

120 ~ 140 控制体重

100 ~ 120 中等强度的活动

80 ~ 100 下限

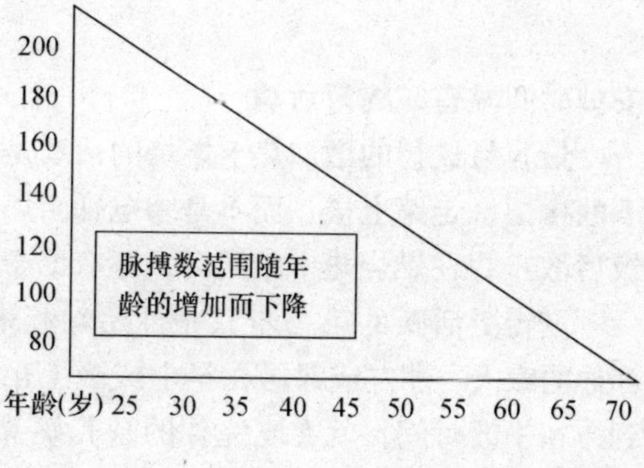

不断提高有氧训练水平

多年以来，大多数政府机构、学术界以及和我一样的学者们都推荐：人们应当每周至少进行 3 次、每次持续 20 分钟的有氧锻炼去锻炼心脏；每周至少进行 4 次，每次持续 45 分钟的抗重力运动，如举重从而达到长期减重的目的。美国国家科学院已经增加了它的推荐值：每天有氧训练 30 ~ 60 分钟。公众对这种推荐的训练量的增加，抱有吃惊和怀疑的态度。你怎么能要求那些过去没达到目前的推荐量的人增加更多的锻炼呢？其他专家，包括克罗拉多大学的 Jim Hill 博士提出理由：当把最小量的锻炼，如每天几千步，与一个非常少的食物摄入量的减少（这个减少的数量相当于一小把糖，约为 100 卡）相结合时，通过减少全社会人群的体重持续增加，就可以解决肥胖的问题。就像我曾建议的那样，尽管能够开始运动是一个伟大的开始，我还是要鼓励你将你的锻炼推向一个更高的水平，为自己创造一个不同的体型——走洛杉矶塑型之路！

如果你设定的最终目标是每天锻炼一小时，你最终可能会让自己吃惊，你能够达到你的目标。锻炼不应当是一个斗争，但如果你想变瘦而且健康，你必须为之而战。选择一个你喜欢的活动，以便轻而易举地将它融进你的日常生活。你会体验到锻炼所带来的身体生理学、心理学以及生物化学方面的益处。用你喜欢的、活跃的、调节身心的活动来补充你的锻炼生活。

安排时间做有氧练习活动

最容易进行的增加热卡燃烧的活动是爬楼梯。只要是 3 层以下的楼层，走路上楼，而不是乘电梯会增加很多的热量消耗。晚饭后散步，在燃烧热卡的同时，还有助于消化和使心情愉快。

变得更活跃的第一步只是开始动起来。穿上舒服的散步鞋，和你的家人、朋友或邻居在早上或晚上出去散步。如果这也做不到，在午饭时间，就在吃完你的营养奶昔以后，出去散步。允许自己的改变，并且成功地渡过第一周，是开始终生健康生活方式的关键。散步是开始行动的第一步，并且也很容易。在吃午饭时间或其他时间，只要你有 15 ~ 30 分钟的任何时间，都可以进行。或者把散步分散在几段时间进行，加起来达到每天 30 分钟也可以。

你也可以选择有意思的活动，如从事园艺或打高尔夫球，或者进行其他活动。比如：冲洗院子、修剪树叶以及种树等活动。每周末都安排这些活动，让你的骨骼和肌肉进行工作。

下一页中介绍的是一些能够用来充满你每天所有有氧锻炼时间的一些锻炼的例子。这个清单既包括了花较多的时间进行的不太高强度的运动，也包括了那些花时间较短，但更剧烈的运动。

因此，挑一种你喜欢的活动，开始进行。但你一定要将它做为一个规律的习惯。我个人喜欢在健身房或在家做正规的训练，并且把这些列在单子里的活动做为超额任务来燃烧更多的脂肪。

房前屋后或家务劳动中的健身活动

洗车或给汽车上蜡，45 ~ 60 分钟

擦玻璃或拖地 45 ~ 60 分钟

40 分钟之内推轻便婴儿车走 2 英里

修剪树枝 45 ~ 60 分钟

从事园艺活动 30 ~ 45 分钟

在购物中心从一个商店到另一个商店走约 40 分钟

你选的相类似的家务劳动约 30 ~ 45 分钟

运动和休闲活动

打排球 45 分钟

玩触身式橄榄球 30 ~ 45 分钟

投掷篮球 30 分钟

你选择的类似的活动 30 分钟

30 分钟骑自行车走 5 英里

快节奏跳舞 30 分钟

慢速散步 30 分钟走 2 英里

进行水上项目的有氧训练 30 分钟。

叠泳 20 分钟

根据你的日常训练计划，专家推荐，你每天应当走10000步。计步器是最好的用来跟踪和记录每天一段运动时间走的步数的好方法。当你的身体上下运动时，这个小器械就会记录一步。它也是观察你总的活动量是否真正有增加的一个很好的办法，你至少可以戴几天，一整天都佩戴。一些研究显示：当在跑步机上或骑自行车训练了30分钟之后，你就可以饶了自己，不用去做别的锻炼，也不用去遛狗了。这时也允许你一头扎在床上，好好休息一下。其结果是：你这一天的总的活动量可能与你开始正式计划之前同样多，你的狗也用不着害怕了。除了进行规律的保持心脏健康的训练之外，如果能做更多的运动，将有助于更快地燃烧脂肪。

在做运动之前，应当以做伸展运动开始。伸展运动能预防肌肉在很轻微的有氧练习中就有可能造成的损伤。如果你不知道怎么做伸展运动，你就找本关于伸展运动的书，或询问一下健康教练，帮你定制一些伸展动作。然后，走上跑步机、自行车或简单的训练器械，并且热身10分钟。然后走得越来越快，直到达到你的个人目标心率。这个心率值你已经用本书152页的表格计算过了。我喜欢在健身房使用简单的器械进行锻炼，因为它比跑步机在我膝盖、臀部以及后背处带来的紧张感要小的多。

如果你要使用小的装置，你可以买个脉搏记录器，你可以用一个胸带将它象手表一样戴在胸部，感知你心脏的电脉冲。很多健身房的简易器械、跑台、以及运动自行车都有脉搏感知器，你可以将它连接到金属夹子上，让它开始工作。同时，也记住：在整个锻炼过程中，你应当能够很不费力地与人交谈。

当你达到你的个人目标心率20分钟之后，就开始你的放松运动，这可以通过更慢的散步进行。如果你是用自动跑步机或静置自行车训练，你可以设定其速度，让它能提供给你逐渐放松的过程。

抗重力训练：为何举重？

举重练习是你的日常训练的第二个支柱内容，它对努力锻炼，增加代谢水平很关键。如果你的举重的休息间隔很短的话，你能出很多汗，你的心跳会不断增快，因此你也获得了有氧练习的健身益处。

但是，举重练习的最主要目的是增加肌肉。由于每磅肌肉在休息时消耗 14 卡的热量，增加肌肉是提高代谢能力，消耗热卡数的最好方式。相反，增加 10 磅的肌肉就意味着你每天在静息状态下会增加 140 卡的热量的消耗。这意味着，一旦你达到你的目标体重，你就能够在吃同样多食物的情况下，每周仍能减掉 1/3 磅的体重；或者意味着，每天你可以多吃 140 卡热量，按每周计算几乎就是 1000 卡热量，而且还能保持你的体重不变！同样，当你在做有氧练习或者做举重练习的时候，你没有进食，那就意味着你正在进行减重的最好练习：走开，远离冰箱门。

增加肌肉

练习举重，首先可以帮助你增加肌肉细胞。当肌肉中进行伸展的那部分工作的时候（做二头肌扭转，也就是当你向下运动你的胳膊的时候），你的肌肉会疲劳，然后就造成一个轻微的炎症。从这个故意造成的炎症来的信号与从感染或肿瘤发出的信号相同，但在这种情况下的信号是在积蓄新的婴儿肌细胞，称为“卫星肌细胞”。这些小的肌细胞与受到损伤的肌纤维接合，并使它们延长。一些伴随肌细胞炎症作用的氧化作用是不可避免的，但产生的细胞损伤能够通过训练后吃蛋白质而减到最小。同样重要的是吃富含水果和蔬菜的膳食。因为水果和蔬菜含有大量抗氧化剂，因而可以减少你的损伤。有些研究证明，在训练前吃几天剂量至少为 200 IU 的维生素 E 也可以得到同样的效果。

如果你在锻炼进行过程中要损伤你的肌肉，为什么还要操心增加肌肉的事呢？研究已经证明锻炼可以增加肌肉。这是在1948年做的研究。它证明了负重训练在那些膝盖接受外科手术后设法增加肌肉的军人中是最好的增加肌肉的方法。关于这方面的背景资料的科学原理和如何应用体育科学和生理学方面的新突破使你的举重训练得到最佳效果的详细情况，都能在附录找到（本书244～257页）。眼前，我想让你从一个简单的、容易理解的设定剂量开始，因为研究显示：经过12周的这种标准的训练，在未经常规训练的个体中能达到与最复杂的常规举重同样了不起的效果。经过3个月之后，你很可能想参阅附录和健美杂志学习更高级的技术。

负重训练对保持你的骨骼的强壮程度、你的姿势以及你实现和保持一个健康体重的能力都很关键。通过增加肌肉，你会更有效地消耗热能。因此，当你在保持一个健康体重的同时，在膳食方面也会留有更大的余地。

开始举重训练

循环练习是控制体重的训练。在练习中，你一项练习接着一项练习地进行训练，中间没有休息。举得快，并且用较轻的重量级能够增进心脏的健康和耐力水平；举得慢，但用较重的重量级能增加强壮度和肌肉的体积，增加代谢水平。如果你做较重的重量级的练习，在几组重复循环中（也称套），你就需要花更长的时间。

做轻重量级的训练和较多的循环重复练习将避免养成大块的肌肉。绝对没错！而这正是女士们所想得到的效果。因此，如果你不想长出大块肌肉，又想变得健壮，那就多做轻重量级循环（套）练习（详见附录）。

你可以将任何训练都变为循环训练的形式，一次接一次，休息时间不超过15～30秒。为了达到更大的收效，在30分钟以内重复做三次。你应当每天重点练一组肌肉，而改天练另一组，以便使同一组肌群有机会在下一回合训练之前，有机会恢复。

你的训练常规：3 天 1 个循环 第一天：胸肌和肱三头肌训练（同一肌群） 第二天：背肌和肱二头肌训练（同一肌群） 第三天：肩膀和大腿的训练（剩下的一组——非同一肌群）

你应当在一个星期中 2 次重复这个三天一回合的训练，中间休息一天，但每一回合要连续训练三种内容。休息一天不是什么不应该的事，但不要连续几天都休息而没有训练。你的目标就是使你的循环训练养成习惯。

尽管循环训练可能听起来像是在短时间内做的大量运动训练，而集中精力做每一种你进行的运动仍然是很重要的。当你正在减重的时候这就特别重要。

第二种运动通常是当你的弱肌群开始上场的时候——你正在同时伸展强势（收缩肌、运动肌）和弱势的肌群（拮抗肌）。例如，当你旋转肱二头肌时，二头肌作功更多，它向上走，而三头肌则向下走。二头肌的肌纤维在这个运动的末期过度伸展，这也被称为偏心运动。尽管在举重练习中的所有运动都应当慢慢地有所控制地做，做偏心运动要更加慢。这是特别要注意的。这是因为过度伸展的肌纤维中的关键信号被送到肌细胞中去，增加了它们的尺寸（大小）。因此，在做肱二头肌旋转时，举起重物时要数 2 下，在放下时数 4 下。

构建肌肉的关键是在 10 次循环重复练习后能感觉你的肱二头肌有烧灼感，并继续小心地再做 12 ~ 15 次重复练习。你的肱三头肌非常重要，因为它们用来平衡重量。如果你的动作太快，就会损伤韧带。

我以肱二头肌和肱三头肌为例子，是因为大多数人熟悉那些肌肉。可是，你也可以考虑一下任何一个大关节，并想象关节上的哪些肌肉是决定性的、哪些是非决定性的。如果把关节想象为滑轮，那么关节上不平衡的紧张力将造成滑轮轮子磨损。如果时间很长的话，同样的事也会发生在你的关节上。因此，当你举重时，你一定确保几组肌肉平衡地都得到增强。

当你进行每项练习的时候，要注意集中精力进行运动与保持平衡。如果你感觉控制不了，那就减轻重量级到一个能使你正确练习的水平。损伤会造成炎症，这种炎症将更严重地损伤你的肌肉、韧带和关节。损伤造成的疼痛将会使你不但永远不能举重，也会严重影响你的生活。就像我原来说过的那样，古语“不疼就没有得到效果”的说法是不正确的。

人们通常是怎样锻炼得过头的？心愿能举起身体举不起来的东西！在你急于构建肌肉的时候，你可能在很短的时间内增加了太多的重量级。一般的习惯是：如果你能很容易地做额外的循环重复，就继续做。然后，在做下一个练习时，你做了同样的运动，在同样多次的重复练习中比现有数量增加 10% 的重量。损伤通常就是在这种时候发生的：当你举起你的最大承受量，进行了几次重复之后，就做了另一次非常不佳的重复形式，以致于你的关节滑出韧带。你的弱势肌肉在它努力平衡重量的时候就损伤了。

如果你锻炼得过火，那就休息几天，直到你能够做好准备，毫无疼痛地重新开始你的常规训练。当你做康复的时候，使用一种非甾体类固醇抗炎药物，如布洛芬，Naprosyn 或阿司匹林，缓解你的疼痛。用一个冰袋放在损伤的关节处，减轻炎症直到你能很舒服地在正常范围内活动。如果你的疼痛真的很严重，对通常的缓解疼痛的办法都无反应，那就去让医生看看，你可能有肌腱炎，需要用物理疗法治疗或者是你损伤了你的关节。

常用的举重练习

你可以有效地使用多种不同的常规练习，这取决于你有哪些器械条件。下面的描述并非是完全详尽无遗的，你也可以在健康杂志和书籍中找到很多方法。下面的一些练习需要健康器械，但我已经试图提供一些你可以在家进行的一种替代练习。

向下牵拉

男士：帮助构建大的肩膀和迷人的后背上部的三角。女士：帮助往回拉你的肩后部，改善姿势和你的总体体型。

在健身房，是用一个长棒来进行。长棒通常是从一个滑轮上悬挂下来，吊在你的头顶上。将你的双臂均匀分开握住长棒，并坐在长橙上。后背向后倾斜呈 10 度左右并拉长棒垂直向下，接触你的胸骨，提起你的胸部接触长棒以使它能接触胸部。

在家里，用专买的为这种运动而准备的弹性带子，它们可以固定在墙上或球形门把手上。使用前，要认真阅读使用说明。

做 3 套 10 ~ 15 次重复/套的练习，套与套之间仅休息 30 秒。想锻炼躯干部肌肉的人需要健身房的设备，重量级应当由开始时的 40 ~ 70 磅，经过几周之后，达到 90 ~ 110 磅。这只是一般的指南，你需要决定你自己的最佳重量级。

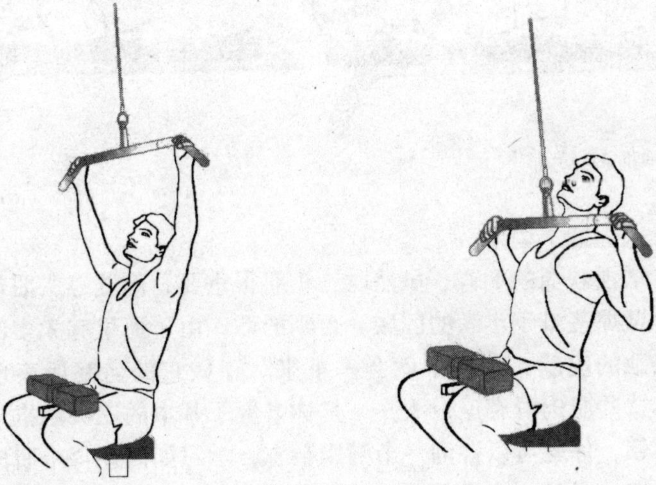

向下牵拉

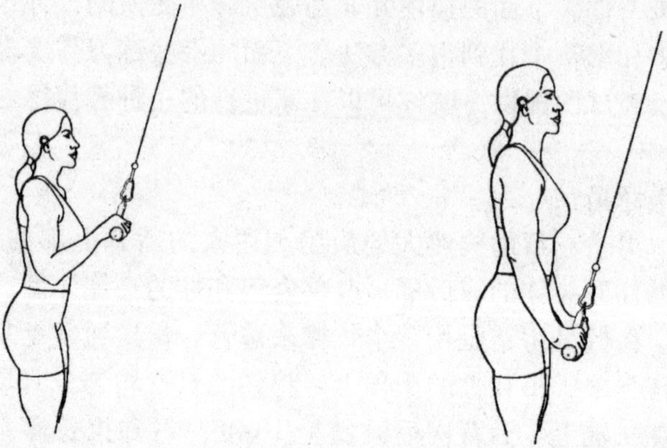

三头肌推下运动

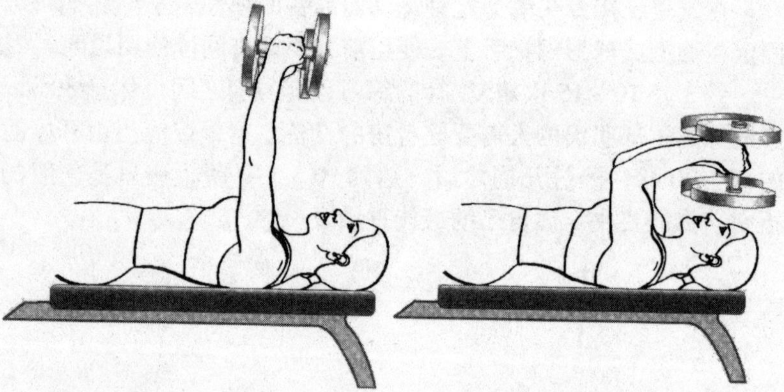

三头肌推下运动

肱三头肌推下运动

增强软弱的上臂。虽然肱二头肌很重要，而肱三头肌却填充了上臂那些难于丰满的区域。否则的话，由于那里有太多的脂肪或松弛的皮肤，在风中就会垂下来。正如它的名字所表现的那样，这些肌肉群有三个头，一旦你掌握了基本的三头肌推下练习的要领，你就可以咨询一个健康杂志，学习如何让每个肌肉的两端做功。眼前，这里是一些基本的训练。

在健康房，肱三头肌可以通过推下一个滑轮上的棒来构建。直棒以 90 度角垂下来，你站在一英尺远的地方，并向下推棒，以便当你在这个位置握住棒的时候，你的肘部呈 90 度角。让棒慢慢上升至其原来的位置，然后以环形运动向下压，当你向下推的时候，向下扭转你的腕部。不要用大于 90 度的角度向下推棒太多。

在家里练习，选择 2 个 5 ~ 15 磅重的你能很舒服地举起的哑铃。当你平躺在一个垫子上或一个举重凳子上时，每只手握住一个哑铃，向上伸直胳膊。慢慢向下放，肘部弯曲，直到肘部呈 90 度角，同时你的前臂几乎平行于地板。现在慢慢伸直胳膊，向上举哑铃。

做 3 套 10 ~ 15 次/套的循环的练习，每套之间仅有 30 秒的休息时间。

肱二头肌旋转练习

这个练习能构建所有肌肉中最著名的肱二头肌。通过查阅健康杂志上更先进的练习，你能建起这个肌肉的 2 个分隔开来的头或部分肌肉。女士们如果想少些肌感，可以用较轻的重量级和更多的循环练习。但女士的小肱二头肌也是很健康的，比起那些骨

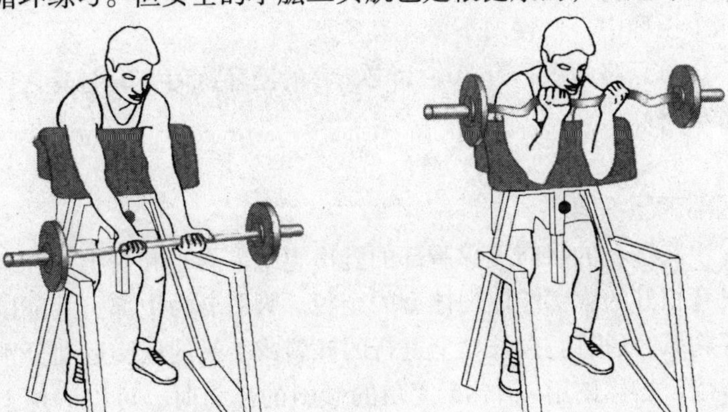

肱二头肌旋转练习

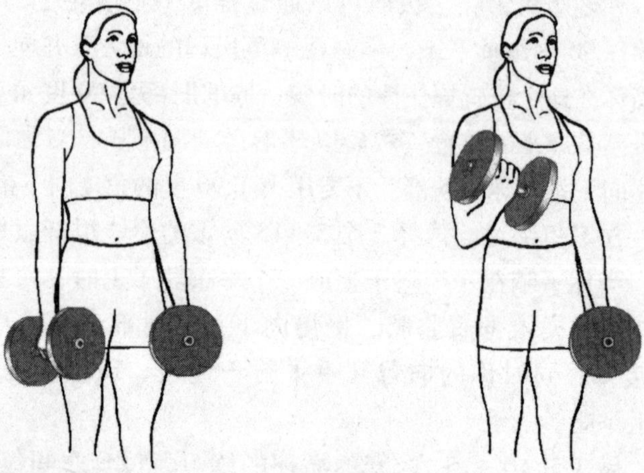

肱二头肌旋转练习

瘦如柴的胳膊要迷人得多。

如果你每次集中锻炼一只胳膊，练习将会收到最好的效果。

选择 5 ~ 20 磅重的哑铃，你能够轻易地握住，不至于扭伤你的腕部。不用弯曲腕部，慢慢移动一个重量向上举，直到胳膊能弯到最大限。然后慢慢小心放下。你将向下伸展你的肌肉纤维，造成轻微炎症或烧灼感，以构建更多的肌肉。在每套练习的最后几个循环中，慢慢向下就尤其重要了。

每只胳膊做三套 10 ~ 15 次/套的循环练习，套与套之间只休息 30 秒。

胸部施压练习

胸壁上的肌肉支撑胸部的乳房组织。男士和女士一样，一个发育很好的胸部能体现体型的全貌。胸肌分为中部、上部以及下部胸肌。通过躺在长凳上进行的倾斜或平躺的压胸运动分别得到锻炼。当你使用一个 45 度角的倾斜的压力时，可以锻炼上、中部胸肌；当你在一个水平长凳上做压胸练习时，可以锻炼中、下部胸肌。一些器械通过变换手柄，能让你集中练习不同的肌群。

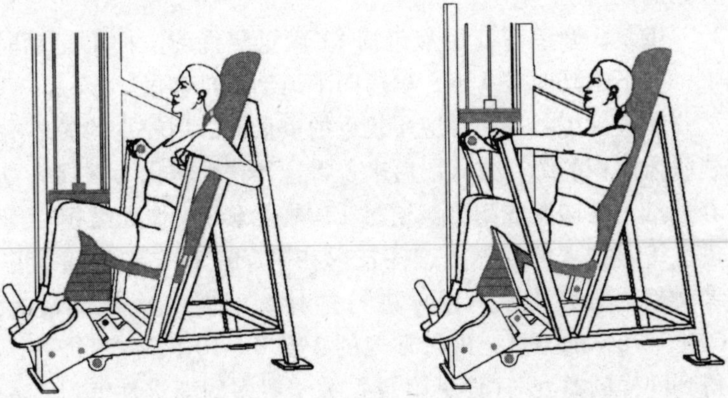

胸部施压练习

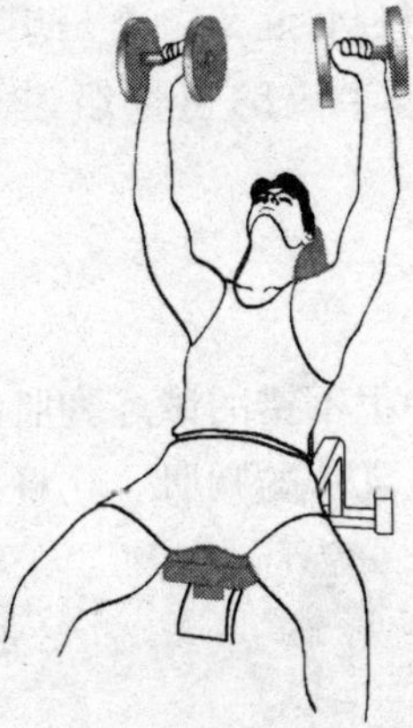

家庭胸部适压

基本压胸练习，是通过坐在一个长凳上对器械施压或在一个举重凳上，胳膊与肩同宽分开握住手柄来进行。通过每一次循环，降低手柄，缓慢向胸骨移动并缓慢升高重量，达到最大益处。

做三套 10～15 次/套的循环的练习，每套之间休息 30 秒。

如果你没有这种设备，最好使用重量在 10～30 磅之间的哑铃。平躺在长凳上，手中握住哑铃。开始时两肘放在两侧，你的胳膊与身体呈 90 度角，只需向前推，伸直胳膊。然后慢慢回到开始的位置。

重复 3 套练习，每套包括 12 次重复练习。向上运动时数 2 下，向下运动时数 4 下，确信向下运动要足够慢。

渐进性练习是一种应用较重的重量级、用较少的循环次数构建肌肉体积的练习方式。后来，将这种技术转化为常规练习来培养力量、柔韧度或耐力。通过 12 周的练习，你无需担心使用渐进性练习技术的问题，这些技术在附录里有详细的描述并有参考文献。研究显示：用你进行这种练习时一次循环最大量的 60% ~70% 的力量，进行常规的 3 套 8 ~ 10 循环/套练习，可以得到同样的益处。（详见附录）关于更多的渐进性练习，人们认为这种方法是最新的科学有效地构建肌肉的方法。

如果你只想强壮起来，不是想构建肌肉，那就用你能舒服地举起的重量的一半重的重量级进行练习。做 3 套，每套 15 次循环。

扩胸

这是另一种很不错的锻炼胸肌的练习，因为它能使支持那些挺起男人和女人乳房的胸肌。这将会使你的胸部更健美，显得体

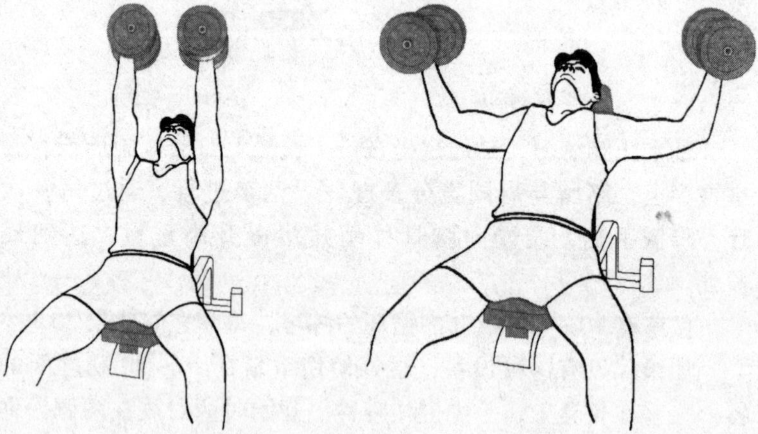

扩胸

型更年轻。

可以用一组哑铃和一个举重凳来做。从重约 10 ~ 30 磅范围的哑铃开始，锻炼你的肌肉。如果你只想增强胸部力量，就用更轻的哑铃。

将长凳倾斜 45 度角放置，由此开始，握住哑铃向上伸直。由中央部慢慢地以半圆型向下放重物，停在齐胸水平。然后再将重物聚到一起。

做 3 套 8 ~ 10 次重复/套的循环练习。做最后的几次循环的时候会让你感到胸部肌肉有很舒服的烧灼感。

坐势平举

这个练习可以构建肩膀周围的多个肌群，包括三角肌。无论是男士还是女士，都会显出肩部优美的轮廓曲线。

如果坐在一个长凳上，这个练习是最安全的。如果你站着做，那就微微曲膝，小心别用太重的重量，也不要用力过猛地向上拉重物。选择从 3 ~ 8 磅重的哑铃开始，你就能舒服地控制了。

开始时，两臂放在身体两侧，保持两肘微曲，向上抬臂与肩同高，从肩部旋转重物。

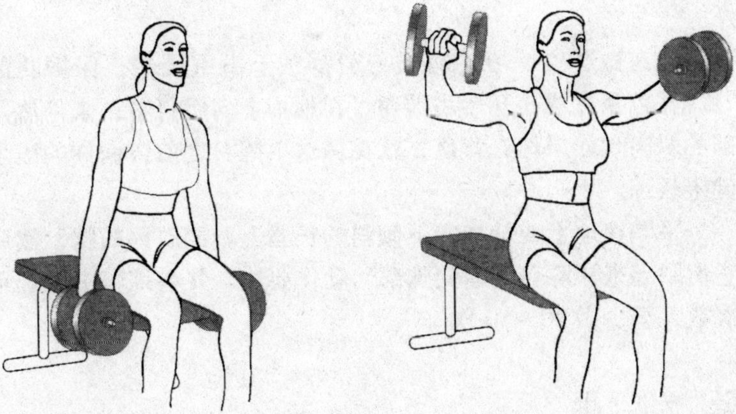

坐势平举

做三套，每套循环 10 ~ 15 次，每套练习与下一套之间休息 30 秒。

翻转碾压运动

为了练就完美的腹肌，你可以做腹部碾压和仰卧起坐练习。但是为了练习下腹部，你需要做能够锻炼肚脐以下腹部肌肉的特殊练习。尽管节食在消除你的便便大腹方面可以大显身手，这个练习却能增强你这部分的肌肉。

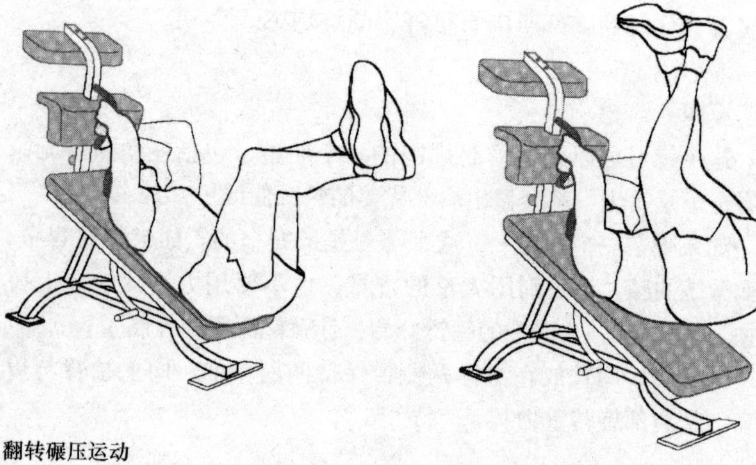

翻转碾压运动

我在做这项练习的时候一般都戴上举重腰带，保护我的后背，并且我喜欢在开始之前通过在地板上向后打滚，来伸展我背部的肌肉。如果你有背疾，就在做这项练习之前咨询你的医生或健康教练。

平躺在地上或躺在向下倾斜的长凳上。伸展你的腿，然后把它们举起来让膝盖弯曲到胸部。动作要快，并在练习中增加重复次数，至少做 20 ~ 50 次。

腿上举或下压

如果你想练就漂亮的大腿，主要就是锻炼大腿周围的所有肌

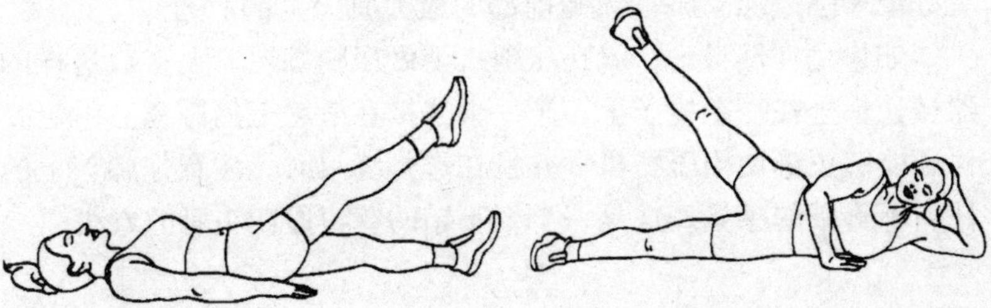

腿上举或下压

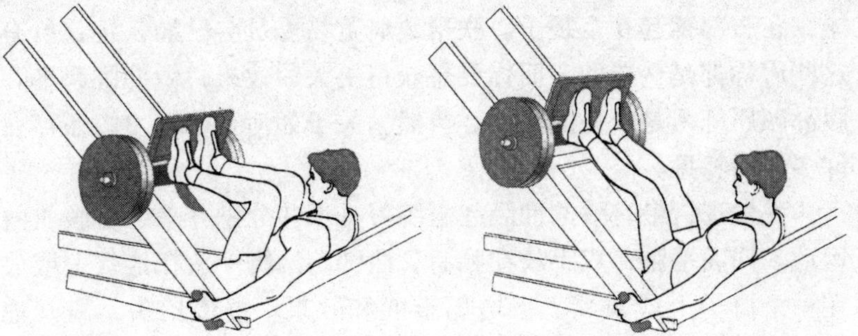

腿上举或下压

肉。另外，由于这些肌肉支持你的膝盖，强壮这些肌肉也就有助于保护你的膝盖。这些都是大肌肉，因此增加它的大小实际上有助于增加你每天燃烧的热量。如果你整日坐在办公室里或汽车里，这些肌肉就没有被充分地使用，而且它们常常在举重练习中被忽视，因为人们更愿意专注于胸部和上肢的练习。

在家里，要像下面描述的那样练习举腿。理想的是：在一条腿附上两个 5 磅重的踝部重物。可能你也需要戴上一个举重腰带，以保护你的后背下部。

水平仰卧，慢慢举起你负重的腿 20 次，达到与地面呈 45 度角。接着，侧卧，举起同一条腿，举 20 次，与地面呈 60 度角。然后水平俯卧在腹部，举起那条腿向上举 20 次，与地面呈 30 度角。将重物移到另一条腿上，重复上述一系列的练习。

你也可以通过更多次的、无负重的重复（50 ~ 100 次之间），更好地增强股四头肌（大腿前部的最大肌肉）的肌力。

如果是在健身房，就在压腿机上做压腿练习。大多数这样的器械让你坐在一个椅子上，压一个连接在滑轮上的圆盘。一定要保证能够正确使用压腿机，并且在进行练习时，注意你膝盖上的任何不舒服的感觉。这是一个很不错的练习股四头肌的方法。

仰卧起坐和腹部碾压

你或许在电视上看过一些商业节目，人们用各种昂贵的器械，在腹部摞起 6 个袋子。联帮政府贸易委员会已经认定：所有这些声称都是伪造的。而你要想获得更大的效果，做仰卧起坐和腹部碾压练习是唯一的途径。当然，关于如何正确练习，还存在许多不同意见。

我发现，最有效的仰卧起坐练习是那些分别开来练习腹肌的运动。仰面平卧，双手放在脑后，曲膝。两脚平放在地板上或放在一个椅子上或长凳上，增加难度和效果。慢慢抬头，离开地板，直到你能把头抬到尽可能高。慢慢将头放下，直到你又平躺在原位。慢慢放下很重要，这样能让你最大限度地锻炼肌肉。开始时做 20 次循环，然后增加到 100 次或更多。

碾压练习是用同样的位置和姿势，只是不要一直将头放到

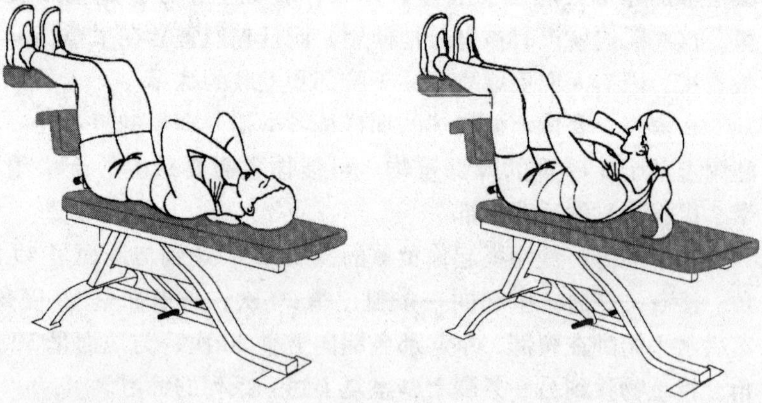

仰卧起坐和腹部碾压

底，触到地板。放到三分之二程度之后，要再向上抬。

关于碾压练习和仰卧起坐哪个更好的问题，至今仍存在争议。这是个人喜好的问题。我建议你找自己喜欢的方式，以便每天都能练习。仰卧起坐和碾压有不同技术水平的方式。由于更高级的技术，如系或握负重圆盘在胸部等技术的使用，或者是在一个倒置的倾斜长凳上进行而导致了方式的不同。目前，只需要以简单的以个人选择的方式开始。对大多数人来说，碾压练习使他们能进行受限的但比仰卧起坐更舒服的练习。

抬腓肠肌练习

如果你站立时间长的话，好的腓胸肌对支持你的身体是很重要的。特别是当你穿高跟鞋站立时，这种效果会更明显。它们从下方支持膝盖，并帮助人体举腿和爬台阶。

在健身房里，用一个机器，机器上带有两个护垫。当你站在一个离地几英寸高的台子上时，护垫正好放到的双肩。当你用腓肠肌向上以 20 ~ 50 磅的重量施压时，肩上的护垫保护肩部和后背上部。由于你的脚趾在器械上，你的踝部可以随意运动，这比你站在平地上更容易移动。

如果你没有健身房，那就站在墙边支持自己，做同样的运

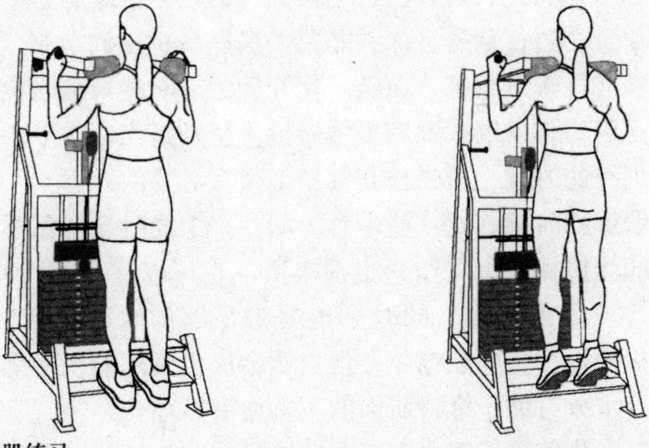

抬腓肠肌练习

动。用脚趾举你的身体，然后又放下，回落到地面。如果不负重，你可能可以重复更多次。但你最好尝试握上一个轻哑铃，以强化练习，并构建更有型的小腿。

做三套练习，每套重复 10～15 次，每套之间休息 30 秒。

做好锻炼前后的进食计划

人体在消化食物的时候，很难同时进行锻炼。同样困难的是，如果你一顿没吃饭，也没法好好进行体育锻炼。因此，在锻炼前后吃些什么是锻炼过程中最需要谨慎和注意的一项内容。

如果你吃得太多，你的肠子就会从肌肉中偷走一些血液。最终可能由于肌肉痉挛导致锻炼不得不中止。饭后 30 分钟之内，不应当进行体育锻炼；锻炼前的膳食应当避免大量蛋白质。

锻炼前的最好的方法是进食一些容易消化的碳水化合物（水果和蔬菜）和少量的蛋白质。最佳选择是用浆果（树莓或草莓等）做蛋白乳，浆果内含有大量抗氧化剂，如蓝莓。我通常选择在早晨吃完含有水果的豆乳代餐品及一杯咖啡的半个小时之后进行锻炼。

如果你在过去几天已经正常进餐的话，也没有必要过多摄入碳水化合物进行储备。你并非要去赢得马拉松的金牌，你只是需要足够能量来进行练习而已。你开始之前吃些含碳水化合物的零食，可以为你的继续锻炼提供能量。特别是当你在下午晚些时候进行训练的时候，适当补充食物是很有必要的。

锻炼的时候，吃一些零食，如：一个同时含蛋白质和碳水化合物的蛋白棒或蛋白饮料也很重要。它可以在 30 分钟之内提供 100～200 卡的热量，同时你也要喝足够的水以保持液体平衡。碳水化合物会重建肌糖原；蛋白质会提供氨基酸，帮助形成肌肉组织；水分有助于维持肌肉的正常血液循环。

口渴是监督你需要多少水分的最佳监督员。饮水就能够很好地补充液体了。如果你在锻炼时出了大量的汗，你就会更想喝特殊的运动饮料。要检查你需要多少水分，只需在训练前后进行称重，你就可以明白了。体量每降低 1 磅，就要补 8 盎司大的玻璃杯 2 杯的水分。如果不愿意称重，你平时的锻炼一般持续 30 分钟，就养成锻练中喝进 2 杯水或喝一瓶 16 盎司的水，以保持水平衡。

如果在训练完以后，你不喜欢吃固体碳水化合物和蛋白质食物，那么一个代餐乳液或蛋白棒就是能够迅速提供机体营养的最佳方法。一些公司卖的肌肉蛋白棒甚至肌肉蛋白膏就是为此设计的。蛋白质的作用是通过减少锻炼后肌肉蛋白质的分解，来减少肌肉和关节的疼痛和烧灼感。某些称为“支链氨基酸的”氨基酸能对维持锻炼中肌肉蛋白的重建有特殊的益处，这些营养棒就含有这些特殊的氨基酸。

吃色泽丰富的水果和蔬菜可以提供植物营养素和抗氧化剂。这些物质保护肌肉细胞，使它们在锻炼过程中避免过度氧化损伤。正如我曾谈到的那样，一些轻微炎症有助于构建肌肉。而锻炼中的休息，部分目的也是修复这些好的损伤和构建肌肉。损伤的有利之处不受营养的影响，但多吃富含抗氧化剂的食物能帮助肌肉减轻锻炼间歇时由于过分的损伤造成的痛苦。除了吃水果和蔬菜以外，一些抗氧化剂补充剂，包括维生素 E，已经证明能减少锻炼带来的肌肉纤维的过度损伤。

使锻炼计划成为一个整体

你可能已经在健身房消耗了很多热卡，但你还能减掉更多的体重。这是因为当你迷上锻炼以后，你同时也会避免吃自己爱吃的那些食品。事实上，体内被称为“愉悦激素”的内啡呔的水平在锻炼之前就已经增加了。当你遵循锻炼计划两周之后，你会注意到，当某些原因使你没时间进行锻炼时，你会感到不舒服。

这是从健康的锻炼成瘾状态进行戒断时的自然反应。

如果你能在进行减体重锻炼结束后就进行你的心血管锻炼项目，或改在另一天单独进行，你就会有充足的强壮体力使你的心脏完成日常工作。用 5 分钟进行热身，然后做伸展运动，接着做减体重锻炼及有氧练习。底限：每天进行某种有氧锻炼——你的身体就会给你回报。

剩下的时间是花在各个肌群上。因此你可以每天通过旋转正在锻炼的肌肉群进行练习。以我为例：我先旋转肌群来锻炼胸肌和肱三头肌，然后锻炼背肌和肱二头肌，最后是腿部和肩部的肌肉。每天我都做有氧运动锻炼，而且我努力做到 7 天中能够有 6 天坚持锻炼。

当我外出旅行时，我也尽可能保持我的日常锻炼计划。我前边提到的器械能在很多饭店找到。因此，你在出差旅途中，只带好一双轻质的跑鞋，一双袜子，一些健身短裤和一个 T 恤衫就可了。如果你的饭店没有健身房，你可以在附近找一个，可能费用要稍高一些。

但你别忘了：锻炼意味着有意思和一个成瘾行为——不是做家务。

第七步

L. A. 塑型健身助剂

营养补充剂和草药的作用

在这儿，你已经实施了我在开始时承诺的通向成功的六个简单的步骤。第七步，我将提供你一些有用的更高级的营养知识和一些特殊的策略。当你在通向你的最佳体型的过程中遇到障碍时，可以获得最大的成功。

在你的健康饮食上增加一些营养补充剂，你就可以最大限度地增进你的健康。我会评价这些证据，并建议人人要考虑的维生素、矿物质和其他补充剂的合适剂量。我也将告诉你一种新型的从水果和蔬菜中提取的植物化学物质。这些物质往往是以片剂或胶囊的形式提供。尽管一些补充剂声称这些补充剂是将整个产品装进了一个丸中，我推荐的补充剂却不同，它们由对健康有益的七种颜色的植物化学物组成，数量相当于你吃一份水果或蔬菜所包含的数量。

当你在减重过程中遇到困难时，如：能量消耗过少、吃太多的零食或麻烦的纤维素等问题，你可能会考虑增加一种草药补剂，帮你解决这些问题。我衡量了已有补剂和植物药疗法的安全性和对减重的效果，你可以为你自己作出决定和判断。但要记住，没有任何魔力药丸能够代替你进行前边的六个步骤。这章中的补充剂也称为增强剂，因为当它与你计划中的其他内容同时使用时，能帮你改变你的体型。

维生素和矿物质

在过去的50年中已经被人们接受的医学知识（也是30年前我上学时，医学院的老师教的知识）是：从四大基本食物群——乳制品，谷物，水果和蔬菜、肉类、豆类、坚果和奶酪，你可以获得你的健康营养所需的各种物质。尽管理论上说，通过很好地设计的膳食可能做到这点，但实际上相当困难。我们的很多人——尽管我们认为我们吃的是一个很好的膳食——仍然没有摄入足够的维生素C、E、叶酸、锌、镁、维生素A和钙。这些营养素的不良摄入状况已经得到政府对美国国民的营养状况的调查数据的证实。这些调查的数据（叫做NHANES Ⅲ和CSF Ⅱ）已经被政府专家咨询小组用来建立美国国民的膳食推荐量。

实际上，还有更有利的科学证据和惨痛的教训已经教育我们：为了健康，有些补充剂你真的是很需要。因为美国人仍然没有从食物来源中摄入足够的数量。有一种严重的出生缺陷叫做“脊柱裂”，得这种疾病的新生儿的脊椎管没有很好地闭合，科学已经证明这是由于怀孕妇女叶酸缺乏造成的。已经证实：缺钙会造成骨质疏松或骨质变薄。产生摄入不足的原因并非由于在那么多的食物如深色带叶蔬菜中找不到叶酸或钙，而是由于美国人没有吃进去足够的量。

在这方面，消费者已经赶在医务工作者的前边了。至少在过去的20年中，人们已经开始服用营养补充剂。实际上，维生素和矿物质补充剂是美国这个国家服用得最普遍的非处方药，大约40%的美国人都报告他们正在服用维生素。

维生素不是健康膳食的替代品，当它与典型的“好”膳食结合使用时，能达到更好的全面营养的保健效果。事实上，研究显示：能记住早上服用他们维生素补剂的人，一般也会记得去吃合理的膳食和去健身房进行锻炼。服用多种维生素只不过是在提醒你健康的生活方式。由于很难做到每天都吃得非常完美，特别是当你在旅行的时候，维生素和矿物质会帮你一如既往地获得你需要的物质，使你保持良好的健康状况。

你可能读过一些包括毒性作用在内的副作用方面的报道。但这类问题只是当你吃的维生素的量远远超过推荐的每日摄入量（RDA）的时候才会发生。例如，对维生素B这些水溶性维生素来说，副作用的发生，如：舌头的麻木和刺痛，只有当一种B族维生素如B_6以每天500毫克剂量摄入时，才会发生。而这个剂量是它的推荐剂量的100倍。例外的是维生素A。它在我们体内可以用β-胡萝卜素合成（胡萝卜的橙色物质）。哈佛大学公共卫生院的研究已经证明：每天摄入超过8500国际单位（IU）维生素A与发生骨质疏松有关。这个研究的结果使多种维生素的制造商们改变了他们的做法。为了安全起见，现在已经用β-胡萝卜素替换了所有或一大部分它们的维生素A；也有一些制造商，为了安全起见，减少了维生素A的剂量和β-胡萝卜素的剂量，使总量才到3500 IU。你可以通过吃提供维生素A的含β-胡萝卜的蔬菜，获得你需要的维生素A的剂量。这样做的好处是：你的身体只制造出你需要的维生素A的量，避免中毒的危险。

假如你要摄入每日推荐量的维生素，同时也吃健康饮食，缺点会是什么？对任何维生素或矿物质，你最多只能吃到推荐量的两倍量，你的身体自会容易地处理它们，再多就会有中毒的危险了。对每一种推荐的维生素和矿物质，存在一个生物学的根据和一个安全系数，这些系数要宽泛得多。在这样的范围内，维生素不但是安全的，还能增进你的健康。

由一个简单的维生素和矿物质补充计划开始，养成服用补充剂的习惯。如要你非常热衷，吃太多的量，你就会燃烧殆尽，最重要的塑型计划也就无法进行了。下边的单子上，根据有关服用这些补充剂的医学和科学证据的强度以及重要性的顺序，排列了一些维生素、矿物质和草本膳食补充剂。

一般来说，对维生素和矿物质所进行的研究的科学证据比对草药进行的研究提供的证据更强。这只是因为前者已经研究得比较彻底。医务人员也逐渐接受了维生素和矿物质补充剂。这一点也在最近的《美国医学会杂志》和《新英格兰医学杂志》上发表的推荐的每日多种维生素补充剂的文章中得到了证明。了解你买的产品的质量非常重要，因为FDA目前既不对补充剂背后的科学根据负责，也不对它们的生产过程负责。大多数维生素是依据已经建立起来的类似于那些非处方药如阿司匹林的标准而生产的FDA最近颁布了“促进草药补剂的生产质量管理规范”等指南文件。在UCLA，我的同事和我用了复杂的方法检验草药的化学特性。很多时候，我们都是在温室里自己种植植物进行研究。我们经常在研究这些草药时检测草药提取物中的活性化合物的实际成分含量，以便使我们的结果标准化。随着今后几年在生产过程质量方面的提高，更多的膳食补充剂生产厂家会采取这些方法。你应当检查一下你所服用的特殊补充剂，看看厂家用什么方法来保证质量。这些信息在它们的网页上应当有，你也可以通过给厂家打电话得到。

核心维生素和矿物质组

这里是我的四种基本维生素补充剂，用来补充那些被称为“四种基本食物群”的膳食。记住：你是基于食物和补充剂药片为基础的膳食来生活。食物提供很多膳食纤维以及来自于水果、蔬菜和谷物的称为“植物化学物”的化合物家族。一些新的补充剂提供浓缩的、传统的多种维生素中不含有的植物化学物质。然而，你也应当准备好水果和蔬菜的健康饮食，因为维生素的摄取不排除吃丰富的膳食。

这里是一些最重要的维生素和矿物质的推荐的每日允许摄入量，我推荐你每天服用与下列单子一致的多种维生素/多种矿物质：

来源于海藻：如盐沼藻 D 的天然类胡萝卜素	5000 IU
来自于万寿菊的叶黄素	250 μg
番茄中的番茄红素	300 μg
维生素 C	60 μg
维生素 D	400 IU
维生素 E（α-生育酚）	30 IU
维生素 B_1	1.5 mg
核黄素	1.7 mg
尼克酸	20 mg
维生素 B_6	2 mg
维生素 B_{12}	6 mcg
生物素	100 mcg
泛酸	10 mg
钙	167 mg
铁	10 mg
碘	150 mg
镁	100 mg
锌	15 mg
铜	2 mg
硒	20 mcg
锰	2 mg
铬	120 mcg
钾	80 mg
钒	10 mcg
锡	10 mcg
硅	2 mg

这是一种常见多种维生素的理想含量。为了得到更理想的维生素补剂，见第七步。

有证据表明：除了每天的多种维生素/多种矿物质之外，某些单种维生素和矿物质也可能对健康有好处。这里是对另外一些单种维生素补剂的一些建议。

维生素 E

每天 400 IU。一个标准的多种维生素/多种矿物质补充剂只含有 RDA 推荐的 15 到 30 IU 的维生素 E。这个剂量仅仅足够避免维生素 E 缺乏，不能获得维生素 E 的抗氧化作用。已经证明：介于 200 ~ 800 IU 的剂量对老年人的免疫功能和预防心脏病有最大的益处。

维生素 C

每天 500 毫克。每天 20 毫克能预防坏血病，但 RDA 增加到 60 毫克是部分地由于认识到维生素 C 的抗氧化作用。如果你吃足够多的水果和蔬菜，你就能得到相当数量的维生素 C。一把草莓或一个橙子就能满足你的 RDA。身体总共能贮存约 1500 毫克维生素 C，每天你要从尿液中丢失 45 毫克。

维生素 C 能很快地通过肝脏和尿液的分泌而被排除出体外。每大超过 250 毫克的剂量，在尿中就可见到草酸盐（维生素 C 的分解产物）。人们每天摄入的最常见剂量是 250 ~ 1000 毫克的维生素 C 以及从水果蔬菜中摄入的部分。达到每天 1500 毫克的剂量时，一些人就会产生肾结石。这种结石是由于分泌到尿液中的草酸形成的。我一般推荐你：如果你选择吃单独的维生素 C 补剂，你就限制在每天 500 毫克。

钙

每天 1000 ~ 1500 毫克。古代，人们每天从植物性食物中摄入 1600 毫克钙。因此，我们现在已经进化到了只能吸收我们膳食钙的一部分的程度。在我们的年龄，由于胃内分泌胃酸的胃体部分的减少，吸收钙的能力有所下降。吃饭时，以碳酸钙的形式吃钙片最好。但或许你也想吃柠檬酸钙。因为这种形式的钙的吸收不需要胃酸而且比碳酸钙吸收更有效（柠檬酸钙吸收 50%，而碳酸钙仅为 30%）。

硒

每天需要 50～200 μg，以甲硫氨酸硒盐的形式提供。硒是一种必需微量元素，是使一种被称为“谷胱苷肽过氧化物酶”起作用的必需元素，它保护我们的 DNA 不受氧化损伤。在一项研究中，研究者发现：病人每天接受 200 μg 的硒补充剂，前列腺癌和乳腺癌的发生率下降。由于这项研究开始时是为验证硒对皮肤癌的预防效果，更多的试验仍在确证其对前列腺癌和乳腺癌的预防效果。

绿茶提取物胶囊

250～500 毫克绿茶提取物中约含 100～160 毫克 EGCG（表儿茶素棓酸盐）。绿茶含有称为“多酚”的化合物，这些物质是很强的抗氧化剂（EGCG 被认为是最活泼多酚中的一种。）一些实验研究了其抗氧化和保护 DNA 的能力，绿茶的抗氧化效力是β-胡萝卜素的 2500 倍！

多酚显示出提高脂肪细胞水平上的神经系统的活力，使其释放更多的脂肪。由于咖啡因本身存在于绿茶的提取物中，在人类，很难将绿茶的效果与咖啡因的效果分离开来。可是，在最近的一项由 Abdul Dulloo 及其研究小组进行的研究中，每天给予患者三次绿茶提取物胶囊，这些胶囊含有绿茶本身含有的 150 毫克咖啡因和 375 毫克儿茶素。受试者在能量代谢舱中度过 3 个 24 小时的时间。在这段时间内，他们分别服用上述的绿茶提取物、

150 毫克咖啡因或安慰剂（什么也没有）。然后，研究者对受试者们每天燃烧的能量进行了比较。服用绿茶比服用安慰剂增加 4.5% 的能量消耗，而比单独给予咖啡因组增加 3.2%。另外，脂肪燃烧也增加了。由绿茶产生的效果每天可以燃烧大约 80 卡的热量。

由 4 ~ 6 杯绿茶中提取的绿茶提取物制成的单个胶囊，减少了咖啡因成份，是一种很方便的替代物。它省得你去每天饮用 4 ~ 6杯绿茶。正在进行的研究也在揭示绿茶的其他可能益处。在一些研究中绿茶阻止肿瘤细胞产生新的血管。许多制药公司正在开发昂贵的称为“新生血管抑制剂”的药物，就为这个目的。如果给病人服用，他们就得终身服用。如果绿茶提取物被证明有同样的效果，那么自然的不太贵的产品，如绿茶，很明显会比昂贵的药物更为大众所喜爱。

尽管绿茶和红茶本身都含有咖啡因，并且二者都可以脱去咖啡因，但从绿茶和红茶中发现的多酚类物质并非完全一样。绿茶在采摘后用加热或蒸气蒸茶的叶子的工序而制成。如果绿茶叶子不经加热和蒸的过程，就会变干，变成棕色，含有的儿茶素就会通过化学反应结合到干茶叶上，构成大分子化合物，称为“茶黄素”。蒸和加热茶叶的过程是使茶叶细胞中的正常蛋白质失活，否则这些蛋白质在茶叶凉干过程中会分解儿茶素。考虑到绿茶的特性，就不奇怪了，为什么不同品牌的绿茶和红茶中所含的儿茶素含量不同。你泡菜的时间和温度也会影响儿茶素的水平。因此我推荐你：如果你喜欢饮绿茶或红茶，就喝茶；但你如果服用胶囊也能获得茶的保健效果。

α-硫辛酸

每天需要量为 20 ~ 50 毫克。这种抗氧化剂与 N-乙酰肉碱（另一种抗氧化剂）结合，可以减慢实验小白鼠的衰老过程。这是经加洲大学伯克莱分校的研究证明了的。由于这种物质在食物中含量甚微，就更适合服用α-硫辛酸补充剂。对糖尿病患者，每天服用300~600毫克对治疗糖尿病相关的神经损伤有好处。

泛醌（辅酶Q_{10}）

每天30毫克，这种辅酶好像对肌肉细胞，包括那些心脏肌肉细胞有特殊的作用。它集中存在于血液中载有LDL胆固醇的颗粒中，保护胆固醇不被氧化。这种作用有助于防止血管壁发生炎症，而这种炎症是动脉硬化的促成剂。

Pycnogenol（植物花青素）

每天100毫克，这是从一种法国松的树皮中提取的物质。主要的化合物是酚类化合物，包括儿茶素，类似于从绿茶中发现的物质，是聚合的黄酮醇衍生物，包括花色素苷和前花色素苷。这些抗炎剂是强抗氧化剂，减少血液形成过分凝块的趋势。血液变稠和形成凝块在超重的人中常常会发生。

植物化学物质补充剂

很多补充剂都试图展示包含保健的价值，这些价值来自于从水果和蔬菜中发现的植物化学物的作用。

第一类这种补充剂声称：它能提供多种干蔬菜提供的化学物质。这一点儿也不可信。因为它们声称把所有产品都压缩进了一个小小的胶囊或药丸。如果你想一下子将所有最常用的植物化学物一起装进一个片剂的时候，你往往得不到这些植物化学物影响健康的有效剂量。

一些知名的多种维生素胶囊增加了少量的植物化学物：如番茄红素和叶黄素。尽管这种做法在增加公众对这些植物化学物的知晓力方面很不错，这些植物化学物的数量却不能与相应份数的蔬菜相媲美。

人们有可能浓缩蕃茄油，并将它装进一个胶囊，以便把蕃茄中的植物化学物的混合物用一个胶囊来补充。通过把这个胶囊与其他的包含七种颜色组的各种蔬菜中包含的主要植物化学物进行混合，做到集中每袋7片植物营养素——每片代表一种颜色，这个颜色的片剂1片产生的效果，接近于那些对健康有益的7种颜色中的某一份植物提供的植物化学物的量。如果你不能保证每天吃七份水果和蔬菜的话，这种装有7片补充剂的口袋将会提供有价值的补充。另外，研究表明：水果和蔬菜中的活性化合物由于生长和收获的地点和方法不同，化学物的含量也不同。有人证明：在食品店农产品区得到的绿菜花，由于贮存方式和产地的不同，所含的异硫氰酸盐的含量有巨大的差异。这些补充剂也将引领人们对水果和蔬菜的健康益处的新的研究，而且也将成为二十一世纪的新型维生素。

有减重效果的膳食补充剂

某些对减重和维持体重有效的植物药剂只有与健康饮食和生活方式的改变同时运用才会见到效果。有减重效果的某些已有的植物药品的安全性和效果仍然是主要问题。2003年，FDA曾经发表了临时性的关于合格生产过程的规范——管理这种行为的立法颁布十年以后才出台。负责任的厂家正逐渐遵循这些指南行事。

基于这些考虑，计划使用补充剂的患者一定要从可靠的厂家选择产品，仔细阅读标签，按指南的合适剂量说明来服用，弄清哪种产品有效。当然，一个有知识的保健医生肯定能减少副作用的危险并且最大限度地发挥有益的疗效。为了回顾性地监测安全性，FDA把内科医生的副作用报告称为MEDWATCH（医学监督）计划的一部分。这个计划起初是为监测处方药上市后的调查而设计的。但是，这个方法有很大的缺点。因为很难证实使用某种特定植物膳食补充剂和报告的副作用之间的因果关系。特别是当副作用是像心脏病这样的疾病的时候，无论他们是否正在服用膳食补充剂。这在肥胖患者中非常普遍。

咖啡因

可能你想不到：你早晨的一杯咖啡就是一种减体重的植物药。但咖啡因还能增加脉搏和代谢水平。许多人早晨在吃高蛋白早餐的时候会同时喝一杯咖啡，这没什么错。然而，我正在对超过早上一杯咖啡所含量的大量咖啡因作为膳食补充剂或茶的效果进行综述。

口服250毫克咖啡因可以增加脂肪细胞释放脂肪的数量，这是通过测量胖人和瘦人的血中游离脂肪酸的水平，并与饮水做为对照进行比较的结果。给予口服咖啡因的正常受试者与给予葡萄糖作对照的人相比，耗氧量增加。耗氧量是测量总热能消耗的指标。通过比较饮用280毫克的咖啡因和饮用脱咖啡因的咖啡的对照组的情况，发现脂肪分解也增加了，两组人实验前都处于经过禁食并吃了一种混合食物的状况。

咖啡因增加产热功能，热量是通过增加皮肤温度而释放——这种反应和一个人坐在那儿饮用几杯咖啡一样。对不同的人，当都给予150毫克咖啡因时，观察到的热能燃烧的增加值不同。这种增加的数量可以用来预测一个人处于节食和进行锻炼计划时能减掉多少体重，以便来制订个体化的减重计划。因此，咖啡因可以用来分辨那些有“很好代谢状况”的人。同样，在同一个人身上，增加咖啡因用量可以成比例地增加热量的消耗量。简言之，科学证据支持使用咖啡因减重。

有几个研究已经提到了咖啡因的安全性。一些研究发现饮很多咖啡和升高的胆固醇之间的正相关联系是由于某些其他因素的作用，而不是由于咖啡中咖啡因的作用。这是因为：以茶或可乐的形式摄入的咖啡因对胆固醇无作用。一项有288名健康受试者参加的临床试验评价了每天一次口服200毫克咖啡因对血压的效果，并使用安慰剂进行对照。血压用 2 个数字测量（如 120/80）。第一个数字是收缩压（最高平均压力，在这个压力下，你的动脉暴露于心脏泵出的血液压力），第 2 个数值是舒张压（心脏放松后的低潮状态），压力以毫米汞柱为单位表示（简称mmHg）。咖啡因使舒张压升高 2.2 mmHg。这个值没有临床意义。在脉搏和收缩压方面没有改变。同样，每天饮咖啡超过2 杯造成的妇女的骨质丢失的副作用也不是由于咖啡中咖啡因的作用，而是其他因素的作用。因此，我想推荐：不管脱不脱咖啡因，每天饮咖啡不要超过2 杯。而且你要服用咖啡因补充剂或茶，这些茶为达到减重的目的，已经添加了咖啡因。FDA 通过了批准零售咖啡因的规定，无需处方就可以购买。它是做为兴奋剂来使用，12 岁或 12 岁以上的人可以每 3 个小时服用 200 毫克（1600 毫克/天）；同时还可以做为止痛剂的一种成份。这些也说明了它的安全性。

辣椒中的辣椒素

已经证明：从红辣椒和红色钟型辣椒中提取的辣椒素能刺激脂肪分解和产热作用。如果你吃过一个特别辣的哈巴内拉辣椒，就不会感到奇怪了。辣椒中的化合物的辣度是有分级的（就像你家中的暖气），这种分级是通过被称作 Scoville 单位或称 S. U 的产热单位来进行的。对同一辣度水平，不同的人反应不同。这取决于他们以前是否常吃辣椒。如果他们习惯了吃辣椒，一吃到辣椒，他们的身体就会释放内啡肽——一种愉快激素。其中的确切作用机理还不清楚。也有报告说，辣椒对有吃辣椒习惯的人有中等的减重作用。因此，如果你有含辣椒素的补充剂，在你遇到艰难处境，很难减重时，你应当吃上一些，减掉多余的重量。你也可以把这些调料加到你的健康食品中，也能得到一些类似的益处。

共轭亚油酸

共轭亚油酸或称 CLA，是一种脂肪酸。动物实验证明：CLA

能降低胆固醇，并抑制心脏病和肿瘤的发生。在奶酪和牛奶中发现微量。当给牛额外吃一些蔬菜油时，牛奶中的 CLA 的含量会增加。CLA 也可以在实验室通过简单的化学反应制做。合成的 CLA 是这种化合物的两种不同化学形式的混合物：一种是称为 9-11 型，被认为是有抗癌活性的，也就是前边提到的动物实验中使用的那种；另一种为 10-12 型，被认为有减轻体脂肪的作用。如果你不懂得这些化学物质——别担心，你只需要知道，CLA 是一种仍处于研究阶段的化合物，其在肿瘤和心脏病中的作用还不确定。

在探讨 CLA 减重作用的研究中，有人给小白鼠饲料中补充了 0.5% 体重的 CLA 的膳食并保持膳食总热能不变。结果表明：与喂对照膳食的动物相比，体脂肪的增加量减少了 60%。这种体脂的减少，很有可能是由于脂肪储存量的减少、脂肪细胞增加了脂肪的释放以及身体脂肪分解的增加等方面的联合作用。可是，在治疗人体肥胖作用的研究中，CLA 可能对人体无作用。另外，还需要进一步研究证明这种补充剂的安全性和作用。此时，考虑到证据不足，我还不能推荐 CLA 为减重的补充剂。

藤黄（羟基柠檬酸）

藤黄是一种小个、甜味的紫色水果，通常称为马拉巴罗望子果。水果皮含有羟基柠檬酸（HCA），与在柑类水果中发现的柠檬酸类似。干的果皮薄片被添加到咖喱或印度、老挝、马来西亚或缅甸的料理中，代替酸橙，使食物显得更能饱腹。

羟基柠檬酸通过抑制脂肪的生成而起作用——通过这个过程，身体将碳水化合物转化为脂肪——通过暂时地抑制 ATP：柠檬酸盐裂解酶而起作用。后一种酶能转化多余的葡萄糖，使碳水化合物变成脂肪。

最近一项研究发表在《国际肥胖杂志》上。这项研究实验证实了 HCA 对健康及超重受试者有减少零食摄入的作用。24 名健康及超重受试者，每人给与 8 盎司番茄汁或 8 盎司番茄汁加 300 毫克 HCA，在午饭前及晚饭前 1 小时各服一次，并在晚饭后 2 小时再服一次。每天 3 次，服用 6 周。两周后，与安慰组比较，受试者 24 小时热能摄入量明显减少（减少了 15% ~ 30%），并保持饱腹感。这主要是由于在两餐之间的零食的明显减少（约 41%）。这里，我要向你推荐的预防过多进食零食的方法，就是服用藤黄的合适形式的补充剂。

战胜脂肪纹

想要减少身体脂肪纹的女士往往心存某种美容的目标，她们其实不一定关心实际上的脂肪和减重作用。在大腿后面看到的像纤维一样的波纹的形成是皮肤下面脂肪组织中增加生长的纤维状的脂肪组织边界。脂肪纹通常在某个年龄怀孕的时候由于体重的增加而形成，但也见于 20 岁之前发生下部身体肥胖的女性。

减少和抹平大腿脂肪的美容效果可以通过局部涂抹乳液或通过吸脂术来实现。无论哪种情况，即使考虑外科治疗，女士也应当努力使用局部涂抹乳液来进行。外科治疗是最后的诉诸手段，并且这种手段的使用也必须在节食和锻炼习惯得以完美控制的时候来进行。否则的话，你的昂贵的外科手术产生的效果会由于不良的饮食习惯付诸东流，不久你的体脂肪还会回来。

局部使用的针对脂肪细胞的物质是用来刺激脂肪细胞释放脂肪，并有潜在的减小已经治疗的脂肪细胞的体积的作用。有关这种潜在的益处的科学知识在一个女性实验群体中得到了证实。在这项研究中，在实验室验证了几种不同制剂从脂肪细胞中释放脂肪的效果。用一条大腿为对照，注射异丙（去甲）肾上腺素（一种 β-受体激动剂）、使用 forskolin 软膏（腺嘌呤核苷酸环化酶直接的激动剂）、使用育亨宾皮素软膏（一种 α2 受体抑制剂），以及使用氨茶碱（一种磷酸二酯酶抑制剂和腺嘌呤核苷酸受体）都显示出处理过的大腿的腿围减少更多。这种治疗是按每天治疗一次，每周五天，持续一个月来安排的。这些注射作用的结果导致了其他的有关检验乳液效果的研究，这对减少脂肪纹是更实用的方式。在一项有23个受试者参加的历时6周的10%氨茶碱乳液涂抹试验、一个有11名受试者参加的历时5周用2%氨茶碱乳液的涂抹试验以及一项12名受试者参加的历时5周用0.5%氨茶碱乳液的涂抹试验研究中，没有哪种乳液比0.3%浓度的氨茶碱更有效。它表现出两腿之间大于3 cm的差异。可是一项12周的研究，虽然使用同样的设计，并没有重复出氨茶碱乳液的结果。

一种含银杏叶、甜红花草、海草、葡萄籽油、卵磷脂、晚上报春花（月见草）油的口服制剂已经用于治疗脂肪纹而上市了。在一项历时2个月的有安慰剂对照的临床试验中，这种产品没有表现出体重、体脂含量、大腿围、臀围或脂肪浅凹纹的减少。

由于这些乳液的巨大利润，一些无效产品已经上市，而且有一个著名的例子，讲述了由于一种乳液被证实没有效果，已被政府从市场上撤下去的故事。这是一个仍在进行的研究领域，这些乳液应当被看成只能去掉少量脂肪的美容方式。最好的建议是尽可能地多用第一步到第六步的措施，其中也包括你的观念上的改变：尽了所有努力增进你的体型之后，要接受你的体型。

减重措施的效果及安全性总结

减重措施	是否起效	安全性证据
咖啡因	好——临床试验	好
绿茶儿茶素	好——代谢试验	极好
辣椒素	好——临床试验	极好
共轭亚油酸	弱——临床试验	置疑
藤黄	不好——临床试验	极好
甲基吡啶铬	无效	好
乙羟甲基丁酸盐	对减重无效	好
局部减脂术	只用于美容	极好

选与不选单子里所列的补充剂那是你的权利。只要这些产品不被 FDA 像对待苯丙醇胺（phenylpropanolamine，一种作用与麻黄素类似，吸入或滴入治疗时，可当支气管扩张剂及局部血管收缩剂使用的药物）一样，因安全性原因将其从市场上召回选不选由你。苯丙醇胺是最初的 Dexatrim，Accutrim 以及其他类似的非处方药减肥制品的一种活性成分。你的权利是从 1994 年由美国国会通过的《膳食补充剂保健教育法令》的单子上去选择一种补充剂。在国会内部，有些人要求改变法律，或建议把它统统取消。在我看来这样做会很悲哀。这是要把婴儿和洗澡水都一起倒掉，并取消我们进行科学探究的机会。而所有这些科学研究在开发膳食补充剂对公共健康的可能性方面却是必不可少的。

我建议你：尽可能地做一名有知识的消费者。像 UCLA 的“人类营养中心”（uclanutrition. org）一样，国家营养补充剂和替代医学中心也有一个网页 www. nccam. org）。去看看这些网页你可以得到更多信息，同时还能了解植物膳食补充剂方面的最新的科研突破。

节食和体型的科学

在这一章，我将讨论决定身体控制体型和体脂肪的永恒规律。自然界已经把具体的消化系统各器官各就各位，让我们免受饥饿。我从未听说过世界上有什么动物已经进化到想吃什么就吃，却还能减掉体重。我们的基因已经编码好各种程序来应对每天我们必须面对的事情。我们的许多基因已经占据好战略高地，来防止和击退我们吸入的氧气对机体的损伤作用。这些抗氧化防御作用是我们抵御疾病的重要成份，成为“苹果型”肥胖的体型会给这些防病系统造成很多应激作用。因为可以制造激素的脂肪细胞能够产生被称为“细胞因子”的激素。这些激素刺激炎症的发生，同时会在你体内产生活性氧自由基。所以，当你过量进食、导致体重增加的时候，你正在做着超越我们身体自身调节作用的一些事情。

我们都有朋友，他们有些人好像能够做到想吃什么就吃什么，而体重并不增加。但实际上，这是一种错觉。他们或许不会像你那样容易增加体重，但如果他们吃得太多而锻炼得太少的话，他们最终仍然会导致体重增加。几年前，在沃尔蒙特（美国的一个州）的犯人中进行的一项研究显示：如果让他们过多进食，体型瘦的犯人并未如预期的那样增加太多的体重。对每周他们多吃进去的3500卡热量，他们应当增加一磅体重。但事实上，看到的是他们仅增加了预期重量增量的60%。这种彻底过量进食后导致人体燃烧一些热量的能力是被1900年代早期的一位德国科学家发现的。尽管这看上去像贴在德国运动跑车车身上的标记一样，但它的存在已经被世界上的其他许多科学家们都证明了。不幸的是，这种机制面对我们文化中普遍存在的高脂肪、高糖食物以及体力不消耗的汪洋大海，它显得太微弱了。

在这本书里，我曾要求你做一些非同寻常的事情。我曾经要求你以健康的方式进食并进行体育锻炼。这些方法与那些你每天听到的减肥魔法相比并不是一个很棒的减价叫卖。如果这些魔法有任何一种是正确的，我就已经把它们放进我的书里面了。我已经在这方面工作25年以上了，我敢保证在这方面没有什么可以产生你所听到的那些惊人的承诺，也没有任何灵丹妙药和魔法。

因此，真实情况是：节食遵循那些已有的自然规律而起作用。如果你了解这些材料，就可以自由地从中提取精华。另一方面，如果你曾看到过许多出租车上的电视里播放的有偿节目（或者称为“infomercials”），你就会认为我所告诉你的这些规律没有价值。有人或许曾告诉你：你想吃什么就吃什么，但仍然能减重；有些补充剂承诺：无论你是否在节食，当你睡觉的时候它会帮你减体重；也有的商品承诺说：锻炼可以毫不费力，你要做的就是穿着睡衣裤，身上贴上一种仪器，而且你将得到6个大胃袋和苗条的漂亮的大腿。只是有一件事，你必须首先做到：给800（美国电视购物电话）打电话，并在唯一对这些人有价值的地方减掉重量——那就是你的钱夹和手提包。那么，这里我要介绍的是一个简短的概述，它描述你心身方面发生的真实的情况。

原理1：能量摄入=能量支出+能量贮存

如果你吃进去的能量比你的身体需要量少一些热卡，身体就会燃烧一些你贮存的蛋白质、碳水化合物和脂肪，以满足身体的能量需要。无论是通过少吃还是增加运动燃烧能量，如果每天的能量摄入比需要少 500 卡时，你每星期就可以减掉 1 磅体重。你的身体在燃烧贮存的蛋白质、碳水化合物和脂肪的效率方面存在一些不大但却明显的差异。这些小差异解释了增加蛋白质摄入量作为总热能摄入的一个百分比之所以能帮你预防减重后体重反弹的原因。

可是，在决定节食中你的预期减重速度方面，仅仅取决于热量的摄入和支出的过程。吃进去的热量比燃烧的热量少，你就会减重；吃多于你需要的热量，你就会增加体重。吃代餐品，比如营养奶昔的作用就是让你很清楚地知道，你已经吃了多少热量。这可以帮助你组织你的进食，你因此有了一个很好的方法计算你每天进食了多少卡热量。

原理 2：节食计划不同，设计差异很大

不同的节食计划之间，在设计上差异很大。从建议你只少吃 25 片巧克力或每天多走 2000 步就可以有效地减重的建议，到限制膳食所有蔗糖和碳水化合物或限制所有脂肪，不同的节食计划差异很大。可是，为了安全起见，一个节食计划必须提供你需要的蛋白质。如果你吃的蛋白质太少，你的身体就会从你的生命器官和组织，包括你的心脏拿走蛋白质。在 1970 年代的一次灾难性的极端节食过程中，约有 80 名妇女失去了相当多的心肌蛋白，她们遭受了包括心律失常、心肌梗死和死亡在内的并发症。如果不进行教育，人们极有可能使用不健康的方式减体重。

可是，一些人会努力吓唬你，让你认为高蛋白质膳食是不安全的。这样做也不对。在 1980 年代，一个称为“Brenner 假说”的观点认为：摄入高蛋白会导致肾衰。这个理论没得到证明，植物蛋白质如大豆蛋白对肾功能没有更不利的影响；动物蛋白质从理论上讲对肾功能有一些负面影响。但大多数权威机构相信：无论哪种蛋白质，如果在通常的每磅瘦体重摄入低于 2 克蛋白质的

范围内，都是安全的。L. A. 塑型膳食推荐每磅瘦体重推荐摄入1克蛋白质，也处于安全的范围内。当Zone节食法推荐一个含有30%蛋白质的膳食（每磅瘦体重摄入约1克蛋白质）的时候，它遭到美国膳食协会的攻击。攻击的理由是：蛋白质太高了。这个协会提倡含15%蛋白质的膳食。三十年前，当我在医学院学习时，早餐谷物制品和谷类被认为是主要膳食成份。因此，推荐的蛋白质摄入比例是提供一日总能量摄入的15%。（见附录，“谷物和营养奶昔的科学”以及本章其他的部分）

Zone膳食的流行导致了强调蛋白质膳食的重新兴起，最终导致新的阿特金斯高蛋白/高脂肪的折衷宽容节食膳食的问世。

1970年代以来的膳食书籍的历史，其实就是人们妄图寻找一种只改变平时膳食的一小部分就可以减体重的灵丹妙药的见证之一。让我们看看过去一些年中一些膳食的情况。1972年，阿特金斯膳食的第一种膳食形式发现了碳水化合物是个主要的问题，并建议一个高蛋白、高脂肪的膳食。1980年，Beverly Hills膳食是基于一个在低脂膳食中多吃昂贵的水果和蔬菜的膳食。1989年，在《美国军医处处长报告》集中力量报告了脂肪是造成肥胖和膳食的高脂肪的罪魁祸首，并提出要限制膳食中的脂肪的倡议之后，《Pritikin减重突破膳食》就发表了。自此，极低脂肪膳食牢牢地处于健康措施的重要位置。

1995年，与Pritikin推荐的10%～15%脂肪以及其他低脂肪的代表相对应，Zone担保并建议吃30%蛋白质和30%脂肪膳食。这使得食物味道更好。*蛋白质是力量，蔗糖是炸弹*，阿特金斯膳食峰回路转，也提出高蛋白和高脂肪的建议。《为了你的体型，正确进食！》一书是基于“血型决定你个人的最好膳食”的错误的前题而写成的。《南岸膳食》的依据很充分，它认为：不在乎是否低碳水化合物或低脂肪，只要是好脂肪和好碳水化合物就健康。在14天之内限制进食面包、意大利面食、土豆烤制品以及水果。但你又被告知：你一旦减重，你可以再加上这些。这又是一个似乎让你很容易地达到目的骗局！“Phil 医生”持有不同观点。他的膳食是曾经流行过的平衡膳食，这种膳食几十年以前曾被 USDA 推荐，同时结合使用大量的心理学原理——那是他最精通的。

如果你仅仅在几天或几周之内实施这些节食计划，这些节食计划就不会伤害你，但它们却浪费你获得通过 L. A. 塑型膳食得到成功且持久减重的机会。更糟糕的是：多次的昙花一现式的节食方法先占据了一大部分人心，花费了很多时间和金钱，还没有产生多少愉快感，并且会影响后来的减重尝试。

为什么这些节食计划时而起作用，时而失败呢？

原理 3：你已经很适应饥饿了

当吃的热量少于需要时，身体也能保持体重不变，这是个与生俱来的能力。饥饿和濒临饥饿总是伴随人类的存在而发生。在古代，我们的祖先不能预测吃完一顿大餐之后，什么时候还能找到下一顿的食物。因此，我们的身体进化到能够保存能量，并以脂肪的形式贮存多余的热量。经过 50 000 年的变化——特别是经过上个世纪 100 年的变化——事情却发生了变化。人们不再仅靠吃 80 卡的菠菜沙拉那样的 2 杯植物叶子来裹腹，我们能够吃到一个 8 盎司杯子大小的小点心或一小口袋玉米片。达到摄入 400 ~ 600 卡总热量已经成为平常事。我们走得少了，运动得少了，担心得多了，而且，紧张时，我们也爱吃东西。我们的基因没有机会追赶上这些变化并及时地进行调整，因为它们进化的速度太慢了，每一百万年才进化 0. 5% 。

原理 4：所有节食计划只对某些人起作用

正如你所知道的那样：如果你在美国办公室的水冷却器中待一些时候，每年，很多人都会减掉一些体重。然后，由于随后而来的最新流行膳食潮流的出现，体重又会重新反弹。他们一致同意说：一个简单的变化在起作用。而真实的情况是：无需他们生活方式发生大的改变，这些节食者们的体重又会反弹，而且每年还增加了几磅。现在，每两个美国人中就有一个是超重，腰围每天都在增加。你可以加入到这一大群的节食者中去，这些人愚弄自己，总是认为下一个快速减肥方法会起作用，或者会让他们发生更大的变化。如果你暂时改变你的膳食，通过少吃蔗糖，更多的脂肪、或单单少些食物，你最终又会变回到“正常”地进食的状态。如果某些所谓的“膳食革命”能永久地起作用，那么我们将不需要尝试下一个季节的不同饮食风尚。然而，像一个鱼在水族馆里，你最终还是要喝水的。当你再次回到典型的藏有脂肪、糖和太少水果和蔬菜的美国膳食的时候，你的体重还是会反弹。因此，最好的减重方法是通过处理那些使你超重的原因，永久地改变你的膳食和生活方式！

原理5：实际的蛋白质、碳水化合物和脂肪的底线

你可以欺骗自己，认为你需要了解的内容只不过是：一种食物是一个蛋白质食物、一种碳水化合物食物还是一种脂肪性的食物。实际上，食物绝不仅仅就是这些简单的分类。现在，食品厂家能够提供给你任何你想要的来自于大地母亲的混合物。两种食物可以含有同样比例的能量，不论其是否含有维生素、矿物质、纤维、以及被称为植物化学物的有益于健康的必需的特殊物质。如果只看一种食物所含的蛋白质、碳水化合物或脂肪成份，它所告诉你的保健性质方面的信息非常有限。用维生素强化的食品很便宜，但不能弥补几千种在水果、蔬菜和全谷中的植物化学物，而食物本身含有的这些物质也在加工过程中丢失了。更多的情况是：加工食品含有添加的蔗糖和脂肪，以便宜的成本改善食物的

味道。事实上，使用聪明的化学调制方法，食物可以加工成可以含有几乎任何你能想象出的香味。对这种事物现状的不满已经导致了一个“完全食品”的革命：在超市里，有自然状态食品的专区；某些特殊的市场，完全就是为销售保健食品而开设。

体型的科学：下半身肥胖

大多数人认为胖人实际上就是意味着肥胖。从定义上说：肥胖的意思是指身体有足够多的多余脂肪。医生们更愿意告诉你：肥胖指的是你有多余的脂肪，而且可能正处于健康危险中之。事实是：两个美国人中有一个是超重或肥胖，经过一段时间之后，超重的那一个也会变成肥胖。身体就像是一个容器，可以变大或变小。了解你的身体，并且知道它如何工作，你就能一次或永远掌握和控制你的代谢。首先，体型比体重更重要。在整个亚洲，这个对世界超重、肥胖数量的增加做出显著贡献的地区，肥胖相关疾病，如心脏病，在一个远比美国人低的体重下发生率就有了增加。以身体质量指数（Body Mass Index，BMI）为判断超重和肥胖的标准，在美国人中超重的界值设在25，肥胖的界值设在30；而在亚洲，给出同样增加的危险的这些数值是：23为超重界值，27为肥胖界值。意思是：亚洲人看起来不像你们这些典型的终日懒散（特别是那些整日泡在电视机前的人）的美国人一样表现出全身增重，但他们会在某些局部部位增加重量，这些部位脂肪的增加会增加发展成心脏病的危险。那个部位就是下半身，或者称之为“苹果形体型”。因此，你可以是处于正常体重，但却在身体的某些特殊的部位携带太多的脂肪。

你是否好奇过：为什么多余的脂肪正好向你身体的中间部位发展呢？腹部脂肪细胞被称为白色血细胞——是与那些保护你不受感染的细胞相同的细胞。人们发生营养不良的主要原因就是感染，因此，我们进化了这个特殊的组织。它既可以贮存脂肪，也可以抵御感染。在热能溃乏的世界，感染就猖獗，这是一个了不起的适应过程。但现在，抵制体重增加，而不是体重减轻却是我们大多数人终生都必须面对的战争。这些脂肪细胞把好事做过了头：不断产生激素以及被称为“细胞因子”的特殊蛋白质，有效地贮存脂肪，保持你的血糖在两餐之间不降低，并且刺激炎症的发生。炎症可以帮助你抵抗感染，如果你处于营养不良的状况，这是件好事。但是，如果你超重，那么炎症就是个坏东西。我们现在知道：炎症是那些我们今天面对的最糟糕的慢性疾病，包括心脏病和许多肿瘤的共同特征。并且腹部的特殊脂肪细胞也造成血中 C-反应蛋白的增加，这种增加是心脏病的独立危险因子。

下半身的肥胖与臀部和大腿的肥胖意义不同。它对紧张激素，如皮质醇产生反应，然后变大。因此，增加下半身脂肪的指令就是“多吃、少锻炼和过度紧张”。我的这本书的目的就是教给你如何消除这种损害，走上实现健康体型的光明大道。

只是开始

这不是 L. A. 塑型节食法的结束，它才只是开始。你已经知道如何通过这种吃得好、多锻炼和消除紧张的计划来提高你的生活质量，但你需要做些什么才能逆转不断增加的肥胖大潮和包括心脏病和多种肿瘤在内的相关的疾病呢?

把这本书的主意和方法告诉一个朋友。在我的所有研究项目中，我发现：募集新的志愿者的最好办法是通过口头传述。它甚至比通过电视募集研究对象还要好。由于有了互联网的存在，信息的传播更加容易和快捷。通过互联网的技术可以扩大宣传的影响，使得今天比以前更容易联系到千百万人。

这本书的出版只是通过控制我们吃的东西和锻炼方法增进身体健康的一个世界范围内运动的开始。我们还应当保障我们卖的食物对健康有益，保障我们的学校以及工作环境提供锻炼和健康饮食的条件，这些不但是可能的，而且是容易做到的。

我的目标是拥有一个世界，在这个世界：每个人都会喜欢他们的个人体型；每天得到他们需要的蛋白质去控制饥饿，防止进食不健康的食物。我想拥有一个世界，在那里：你不用面对高脂肪和高糖的零食，代之而来的是你必须克服过量进食。我想拥有一个世界，在那里：静坐比活动还难做到。我想拥有一个世界，在那里：每一个人都把摄入水果蔬菜中发现的保健物质做为优先的事情。当那一天来临的时候，人们将会拥有一个迷人的体型，这种体型能保护他们轻而易举地做到不会死于早期心脏病和肿瘤。

但这得从你开始。由于不能达到自己喜欢的体型，女士遭受了比男士更多的烦恼。在一个没有太瘦或太富有的人的国家，这种女性的遭遇尤甚。男人们大多忽视他们不断增长的腰围，直到后背下方疼痛和膝盖疼痛或更严重的疾病将他们唤醒。即使是到了这种时候，许多男士仍否认他们的疾病，而将责任扔给他们的妻子，让别人去关照他们的健康和营养。

严重的慢性疾病，如心脏和肿瘤，不是一夜之间形成的，它们通常是几十年发展的结果。这本书讲的是如何预防疾病——现在就改变你的健康状况和生活质量，这将使你活得更长、更好。

附　　录

替代餐的科学

当我谈到附录部分的这个题目的时候，我禁不住暗自觉得好笑。因为“替代餐”一词在 20 年以前还是科学界据绝接受的那些流行节食法的代名词。在 1970 年代，各种液体膳食都曾被采用——有的是安全的，而有的并不安全。有两个原因使得这些膳食能够被接受。首先，当你饮用什么东西的时候，你不认为那是在进食。因此，如果你的饥饿感得到满足，你就会顺利地渡过每一天，而不用在吃中饭的时间围着汉堡包和炸薯条转，也不用在早餐时吃丹麦油酥点心和咖啡了。其次，我们都能很好地适应饥饿。因此，即使你什么东西都不吃，由于你的身体适应了进食很少食物的现象，仍能控制你的躯体上的饥饿感。喜剧演员迪克·葛利高理就因为使用果汁绝食进行政治抗议而闻名于世。依靠这些食品他能够生存数月。

几年前，一群 UCLA 的学生在行政楼前露营，并声称：如果得不到他们要的结论，他们就会在一个星期之内绝食自杀。他们说，直到 UCLA 同意建立一个新学部，他们将只进食液体。我接到了副校长的电话，他问我学生们能否经受得了威胁。正巧，当他给我打电话时，我正在写这方面的教科书，其中的一章内容与之相关。我告诉他：如果液体、维生素和矿物质充足，他们应该能挺六个月。这个信息推进了谈判的进行，争端不久就得到了解决。

整个上个世纪，这种方式的禁食已经被用于减重治疗。已故

Ernst Drenick 博士是 UCLA 的一位肥胖治疗专科医生，在 1960 年代的《生活》杂志上的文章报道了“饥饿”做为严重肥胖症的治疗方法。这种方法存在的唯一问题是：每减掉 4 磅的体重，你就会失去 1 磅的肌肉。

调整了蛋白质的节食计划，也就是大家所熟知的“极低热量膳食”节食方法，是 1970 年代晚期克利夫兰临床诊所的 Victor Vertes 博士在临床上创立的。这种方法由 MIT（美国麻省理工学院）的乔治·布莱克本博士和沃能·杨博士经科学研究验证过。其思路是：你可以摄入足够的蛋白质，来补偿、恢复你丢失的部分。只要人们摄入高质量的蛋白质并且每周检测血液，这种方法在某种程度上是行得通的。这种节食方法，摄入的热能数量极低，介于每天 375 ~ 400 卡热量。

用一种液体餐满足生理饥饿是“选择性进食节食法”的基础。它在 1970 年代晚期才开始流行，主要通过医院提供膳食。1977 年，我的同事和挚友，已故的 Morton H. Maxwell 把这种节食方法带到洛杉矶的“危险因素肥胖临床诊所”。UCLA 的这个诊所在我的领导下今天仍在运行。这个诊所收集了所有来注册看病的患者的数据。诊所里的医生和研究者包括了多学科梯队的成员。他们有心理学家、体育锻炼生理专家、护士和营养师，他们每周碰头儿一次。这个中心在人文关怀感情上的支持产生了非凡的结果，患者们安全地减掉了大量的体重，并且能够有效地保持减重效果达几年之久。

在 20 世纪 70 年代晚期，“极低热量剑桥膳食”在缺乏医学监督之下，挨家挨户地推销给顾客，在全国造成 80 人死亡。死者主要是那些减掉重量少于 40 磅的女性。因为她们只有很少蛋白质的储备，因此丢失了大量的心肌蛋白质。非常肥胖的患者好一些，因为她们可以利用巨大的蛋白质储备。由于心脏既是一个肌肉器官又是一个发电机，它会调节它自己的跳动。这些女士的肌肉大量丢失，当引起心跳停止后，就会导致致命的心梗。由于这种不良的名声，医生们避免过多使用这种膳食，而把它留给Maxwell医生这样的专家，他建立了像UCLA这样的中心，几年中默默无闻地拯救了数以千计的生命。

在20世纪70年代到80年代期间，研究搞清了这些膳食在营养学上的作用机理，这些研究最终导致了从商店就可以购买的不需要医生处方的各种代餐食品的开发。这些食品可以是高碳水化合物食品，可以是低脂肪或低蛋白质代餐食品，亦或是某些种类产品的结合。这一领域已经成为巨大的商机。一般地，这些代替餐含6~8克蛋白质，约含40克蔗糖以及一些人工香料、维生素和矿物质。虽然吃起来味道不怎么好，但它们的确有效。在1988年，Oprah Winfrey在芝加哥地区的一所医院中使用了“选择性进食节食法”，减掉了65磅体重。1989年，Tommy Lasorda，洛杉矶避难所的经理，不经医院，自己购买代替餐进行节食，并在电视上做广告说：“如果我可以做，你也能做!”他减掉了50磅。那一年，超过三千万的美国人尝试了代替餐。

也就是在这个时候，我开始了我的代替餐方面的研究。我在我的诊所里已经看到了成果，但是在1980年代，我开始研究它在血压、胆固醇和糖尿病人的血糖方面的作用。结果非常好——我能够让病人减少或去掉很多昂贵的药物。1994年，我主持了一个超过300名患者参加的、在美国6个医学中心进行的研究。研究要求患者每周付25美金，每周给他们一罐粉状代替餐。他们用牛奶混合代替餐，并且在减重过程中每天吃两次奶昔以及一个很说得过去的正餐，每日总的热能摄入量为1200卡。代替餐又一次产生了令人吃惊的效果。男士12个星期中平均减掉24磅体重，女士12周中平均减掉12磅。但经过24周之后，男士和女士平均都减掉了17磅体重。1994年，我在《美国营养学院杂志》上发表了题为“最少的代替餐干预对减重效果的评价”的文章。

20世纪90年代，一系列研究证明了：代替餐对血压、胆固醇、甘油三酯、血糖以及睡眠障碍的影响。我们自己在UCLA的单位里进行的很关键的研究显示：代替餐在用于合并有肥胖的2型糖尿病患者（我们称之为“糖尿性肥胖”）时，是安全和有效的。在这些研究中，经过中等程度的体重减轻，即减少5%体重之后，用代替餐的减重效果可以减少治疗糖尿病人高血糖的昂贵药物的使用或者使病人彻底摆脱了药物。这个数量的体重减轻，在一个名为“糖尿病预防项目”的研究中，经过对有高血糖（但还没发展成糖尿病）的人5年的随访，发现预防了58%新发糖尿病病例。同时，在糖尿病预防方面这种方法优于药物预防。

但是，最惊人的研究是在德国Ulm（乌姆）大学由Herwig Ditschuneit博士进行的研究。在大多数美国的研究中，在研究性试验进行一年之后，我们一般会丢掉20%～40%的参加者。这并非由于我们对他们失去跟踪随访。研究显示，在减重研究中的志愿者们总是在寻找有魔力的药物，并且一般在中途就会放弃参加研究的决定。由于UCLA和其他地方的“人类受试对象保护者委员会”的严格监督，我们的能力已经不能为参加者提供与某种方式相关的强有利的金钱刺激，因此难以维持受试者继续参加研究。这在现在看来是不合伦理的，因为它被看做是强迫病人参加研究。为了维持受试者配合我们的研究，我们确实不得不给病人付停车费，并给病人提供他们参加研究的金钱补偿。但实际上有些事根本与参加研究的某些活动毫不相干。比如，我们可以施舍一些吸引人的东西，如计步器，并且提供剧场的演出票和彩票做为小礼物。诸如此类的事情很多。

我在这里提出这些是因为Ditschuneit医生使75%的患者保留在它的研究中长达4年之久，而且证明了：代替餐不仅仅在减重方面有效，也对体重维持有效。他不可能让病人在整整4年中都做到每天吃两次代替餐。因此，他的研究设计就一定很有技巧。他是这样做的：前12个星期，志愿者们被随机分配到两组中，一组是让他们努力减少进食自己喜爱的食物，达到每天进食

1200 卡热量；另一组使用代替餐计划，达到同样的热卡摄入量。这种代替餐计划要求每天吃 2 次代替餐和一次健康正餐。第 12 周的周末，努力减少进食喜好品的人平均减重 1 磅或 2 磅，而使用代替餐的那组人平均减掉 14 磅体重。从那一刻起，两组受试对象都被告知：每天使用一次代替餐。在第四年末，前 12 周中每天吃 2 次代替餐，然后每天吃一次代替餐并坚持四年的那组对象减掉了他们体重的 10%。而那组 12 周之后才开始使用代替餐，每天吃一次代替餐并坚持 4 年的对象才减掉了 5% 的体重。受试者在一些与肥胖相关疾病的危险因素方面，如血糖和胰岛素水平也有显著的变化。在减掉 10% 体重的人中，这些变化大于减掉 5% 体重那一组。UCLA 的一个统计学家分析了这些数据，并把分析结果发表在《美国临床营养杂志》上了。

所有这些研究中得到的结果是：代替餐在减重方面已经成为一个可以接受的措施。美国国立健康研究所正在资助一个投资几百万美元的 5 年期临床试验项目，研究减重对 2 型糖尿病人的心脏病发生的预防效果。基于我们在 UCLA 的一些研究以及其他的研究，他们已经选择在一个分课题中，把代替餐做为一种营养干预的措施。

但是，并非所有的代替餐都是相同的。一些代替餐要比另一些味道好。第一种代替餐用了很多的蔗糖但非常少的蛋白质，这样使得味道更佳。由于高蛋白膳食开始流行，有些代替餐含有更多的蛋白质、较少的蔗糖，但却含较高的脂肪。当你包装一罐代替餐的时候，有个缺点是：你不知道设计放多少蛋白质到液体中才能保持蛋白完全溶解。多放蛋白质的方法之一就是增加更多的脂肪。但是，如果你放的脂肪超过 5 克，你的代替餐就不再具有 FDA 要求的健康声称的资格了。有些高蛋白饮料包含了 10 克脂肪，那就等于在 270 卡的高蛋白乳中含有 90 卡的脂肪提供的热量。我曾经设计了营养奶昔，这种奶昔含有高质量的大豆蛋白质和很低量的脂肪，并且从新鲜的或冷冻的水果的果糖中获得味道，同时加上中等量的碳水化合物。在一个乳剂中不可能一点儿也不包含碳水化合物，尽管你会发现一些代替餐列有“零影响碳水化合物”的提示。这些碳水化合物对血糖的短时效应较小，因为它们的化学形式不同。但它们还是属于碳水化合物。像在第二步中讨论的那样，重要的是你要知道：并非所有的碳水化合物都是坏的。你可以了解一下升糖指数、升糖负荷以及能量方面的信息，这样会使你在挑选一个健康代替餐时更精明。你的代替餐也应当含有维生素和矿物质，或者代替餐与营养补充剂同时销售，以提供你需要的维生素和矿物质。

我已经给出了一些证据证明了代替餐对全国数以百计的医生和营养师们所起的作用，它们是通过“北美肥胖研究学会（NAASO）”以及“肥胖研究及教育学会（CORE）”起作用的。NAASO 是一个国家级的肥胖方面的重要领军科学学会，有 1500 名会员参加全国及世界的年会。CORE 是美国全国性的大学中心所拥有的由 8 个肥胖研究培训方面的杰出研究小组组成的学会。CORE 中心包括了克罗拉多大学研究中心、UCLA、哈佛大学医学院、哥伦比亚大学、西北大学、梅奥诊所、明尼苏达大学、以及路易斯安娜州立大学的潘宁顿生化研究中心。我是 UCLA 的 CORE 项目的主任，Susan Bowerman 是我的助手，帮助我写了这本书。CORE 的使命是教给初级卫生保健的医生们以及营养师们如何在医生的办公室这样的地方处理和控制肥胖。我发现，来 UCLA 医学诊所的病人中的一半患者都是肥胖者，而且这些胖人中的一半都同意在他们医生的指导下进行代替餐项目来减轻体重。不幸的是，当我和同事们进行全国巡回，努力说服医生们去冲击这个挑战的时候，我发现，他们中只有少数人愿意这么做。在这个国家，控制体重不符合标准的医疗实践模式，而大多数的内科医生只是不感兴趣。他们受的训练是为那些处于非常状况、减重能够有所帮助的人开药方进行治疗。因此，我就决定将这些在代替餐方面的研究直接告诉你，在平常百姓中开始一项运动，让人们使用这些好的、我个人也亲身实践过的科学成果。

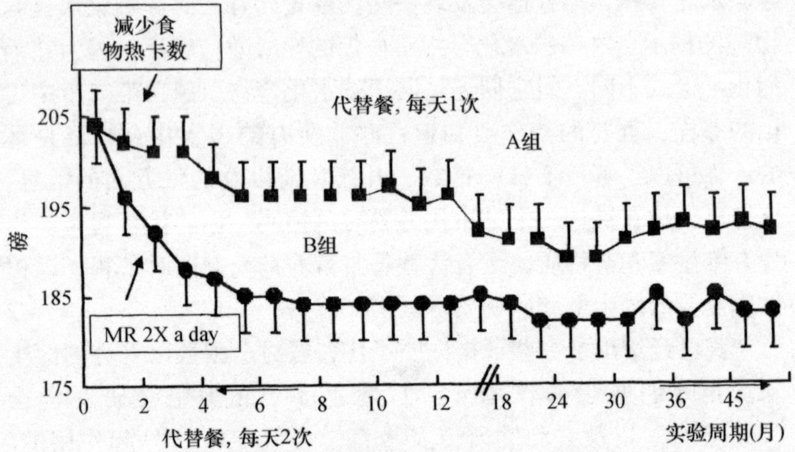

Experimental Period, months

经过四年观察，使用了12周每天2次代替餐（实体圆形标志线）减重计划与减少喜好食品摄入量（实体方型标志线）的减重效果的比较。直到第四年末研究结束时，在两组中都使用了每天一次代餐（体重在实体圆圈）。体重以磅表示，列于纵坐标上，而时间以月为单位列于横坐标上。这张图是摘自：Flechtner-Mors M，Ditschuneit HH，Johnson TD，Suchard MA，Adler G. "Metabolic and weight loss effects of long-term dietary intervention in obese patients：four-year results. " Obes Res. 2000 Aug; 8(5)：399-402.

蛋白质的科学

这个附录是为那些想了解更多的有关人体蛋白质处方知识的人而写。我们提出蛋白质提供热能要占每日总能量摄入量的29%的科学依据是什么？为什么蛋白质会产生特殊的减重效果？

饥饿有两种：一种是属于心理性的，没有食物能压住它；另一种是生理性的，这种饥饿是来自于多种食物的生物学信号。科学已经证明了这一事实。对人类的每种行为包括进食，都同时有精神和躯体的成份。你的精神总能战胜你的大脑传来的来自于身体的信号。可是，如果你了解了下面描述的动用蛋白质控制你的进食欲望的原理，你对 L. A. 塑型节食法背后的科学知识的自信心，可能会帮你更有效地减轻体重。

蛋白质是最能让人满足的物质

在饥饿中生存对我们身体真是太重要了，我们不能依靠任何单一一个机理或一个信号通道。我们的最佳估计是：为了预防饥饿，至少要动用30～40个系统的相互作用。而且，当一种反应被阻断之后，另一个就会接替上来。我相信其结果就是：世界上没有什么魔法为了让你减重还敢把你丢进你的炸薯条之中。

但是摄入 L. A. 塑型节食法推荐的蛋白质的数量或许会帮你达到这个目的，因为它提供了一个强烈的信号去扑灭你的饥饿感，这比碳水化合物和脂肪在几小时、一天中或几个月中提供的信号的效果都强。蛋白质也可以构建瘦体重。瘦体重能够增加每天的热量消耗。蛋白质不像碳水化合物那样能有效地转化成脂肪，因此，当你要努力去保持体重时，你吃更多的蛋白质也不容易导致体重的增加。当你消化你的食物以及在刚刚吃完食物的很短的时间内，身体都要产生一小部分的热量（称之为膳食引起的生热作用）。另外，蛋白质比同等数量的碳水化合物和脂肪要产生更多的热量。这部分热量来自食物，它不以脂肪的形式进行贮存。

氨基酸和激素信号

吃完饭之后，氨基酸——构成蛋白质的最小单位会被吸收入血液。一些氨基酸分子会通过血脑屏障，在那里，它们影响大脑发生的控制饥饿的信号。理论上已经证明了有几种氨基酸，包括色氨酸、苯丙氨酸和酪氨酸有控制饥饿感的特性。但还不十分清楚这个系统是如何起作用的。一些科学家相信：单个氨基酸分子进入大脑可以降低饥饿感；但也有一些科学家认为：理论上，一些短链的氨基酸链逃过了消化道的一关，整个链被吸收入血，然后运输到大脑帮助控制饥饿感。饥饿感的控制是一个复杂的问题，蛋白质摄入是可能的唯一控制饥饿感的因素——但却是一个非常重要的因素。

进食后经过很短的时间，某些蛋白质比其他蛋白质成份能更好地满足你的饥饿感。这些蛋白质就被称为“禁食”蛋白质，因为它们释放它们的氨基酸到血流，比其他称为“慢速蛋白质”的物质更快。动物蛋白质比植物蛋白质产生的热量也稍微多一些。经过长时间之后，这些小差别就变得不重要了；在人们能自由接近食物的情况下，无论是动物蛋白质还是植物蛋白质，在减少进食量方面都有效。

新西兰的研究者（M. S Westerterp-Plantenga 和他的同事们）

证明了蛋白质是如何影响机体对饥饿的感觉及其在体内的机理。这些研究是在一个完全控制了条件的整体能量代谢舱中完成的，试验持续时间超过24小时。志愿受试者生活在一个封闭的4×8英尺的封闭舱中，所有的空气都做了氧气和二氧化碳气体分析，所有进入的食物以及排出的代谢物都被仔细地测量和记录下来。在这个研究中，提供给志愿者们与他们消耗的热能相同数量的能量摄入，并且提供一个活动计划，这些处方每天都相同。在这种完全控制了条件的试验中，他们在同样的时间内，精确地进食相同数量的相同的食物。试验的2种膳食中有一种是高蛋白质/高碳水化合物膳食（蛋白质/碳水化合物/脂肪，能量百分比为30/60/10），另一种是高脂肪膳食（蛋白质/碳水化合物/脂肪的能量百分比为10/30/60）。在整个一天中，在两餐之间，高蛋白质/高碳水化合物膳食组的受试对象比那些在高脂肪组的人报告说感觉有明显的满意和饱足；而饥饿食欲、想吃东西以及估计的进食量却明显地较低。在进食高蛋白质膳食的时候以及进食之后，饥饿感都较低。在高蛋白膳食中，同样地观察到：高蛋白膳食诱导的发热作用或称产热作用和产热的数量与满意度和饥饿感的缺失直接相关。

另一个研究小组（A. R. Skov及其同事）用一个27周的试验，比较了高蛋白膳食和对照膳食的减重效果。25名中度肥胖的志愿者被分成两组，两组志愿者都得到许可，对被分配的实验食物或对照食物，他们想吃多少就吃多少，采取自由进食的方法。两组食物中，其中一组的食物能量来源为：25%来自于蛋白质；45%来自于碳水化合物，30%来自于脂肪。另一组食物为：12%来自于蛋白质，58%来自于碳水化合物，30%来自于脂肪。结果发现：高蛋白食物组体重减少明显高于对照组（8.9公斤对应5.1公斤）；脂肪减少明显高于对照组（7.6公斤对应4.3公斤），其减重效果主要是由于高蛋白膳食比低蛋白膳食更容易使人产生饱足感，而减少了总热量的摄入。因而产生更好的减重效果。

在用大鼠做的实验中，也证明了蛋白质比碳水化合物更能减少食欲。在某一摄入量范围内你给大鼠的蛋白质越多，它减少的总食物摄入越多。当蛋白质提供食物总能量摄入的35% ~50%的时候，与蛋白质较低而碳水化合物较高的时候相比，动物更觉得饱足。可是，在能观察到增加膳食蛋白质明显降低能量摄入的效果之前，动物至少需要一天的时间来做身体的适应。因此，动物在减少膳食摄入之前，它们需要一些时间去体验高蛋白质膳食对它们饥饿控制中枢的生物学作用。作者因此下结论说：食物中蛋白质的比例越大，致饱足作用越强。

另一个研究小组：（B. J. Brehm 及其同事）进行了一项为期六个月的研究，比较了极低碳水化合物膳食和一个严格限制热量的低脂膳食在健康女性中对体重和发生心脏病危险的影响。极低碳水化物膳食组（比低脂组）减掉了更多的体重（8.5 公斤对应3.9 公斤）以及更多的体脂肪（4.8 公斤对 2.0 公斤）。尽管这个研究强调了减掉更多体重的试验组吃了低碳水化合物膳食，实际上这些人比他们开始实验前吃了更多的蛋白质（28% 对16%）。此外，低脂膳食组只是增加了他们的蛋白质摄入量，在高碳水化合物低脂肪膳食中，摄取的蛋白质从总能量摄入的15% 增加到了 18%。因此，也许结果是由膳食中的高蛋白水平造成的而不是研究者们最初设计的研究一种低脂膳食（实际上是高碳水化合物/低蛋白质）对应一个极低碳水化合物膳食（实际上是高脂肪、高蛋白质膳食）的试验。此外，吃更多蛋白质的试验组，这些组也被研究者们称为极低碳水化合物组，实际上在减体重的时候保持了一个较高的瘦体重，在他们减掉的体重中，大部分是来自于多余的脂肪。因此，较多蛋白质也许能帮助你保留肌肉而减掉脂肪。

这几个研究提示：在自由生活的条件下，高蛋白膳食的减重效果较好。在这样的条件下，你可以吃试验膳食，想吃多少就吃多少。因为在吃高蛋白膳食的时候，进食量会减少。2002 年，应用系统综述的文献回顾技术（Meta-分析），有人综述概括了几个不同的高蛋白膳食（J. Eisenstein 及其同事）。Meta-分析比较了不同的研究，然后将这些研究中的数据进行混合，以验证一个科学问题。这种方法的优点是：通过混合你能找到的所有数据，就能得到一个更令人信服的例子和一个平均水平上证明了的结论的概括总结。这种分析方法的不足之处是：各种研究可能在设计上不同，这就限制了你将这些数据汇总进行分析的可能性。为了克服这个缺点，Meta-分析的作者定下了一些规则，应用这些规则，才能将研究视为可以汇总。这项 Meta-分析检验了不同的研究，提出：平均来说，总能量摄入下降中的 9% 是由于高蛋白膳食引起的。在影响总热能摄入的作用以及对体重的调节作用方面，蛋白质的作用与脂肪和碳水化合物的作用相比，到底有多大的优势仍需要更多的研究来验证。但强有力的证据证明，蛋白质是有作用的，并且当你多吃蛋白质的时候，你的身体将会感觉到有所不同。蛋白质在脑子里作用于饥饿信号，进食后能引起更多的产热及热能燃烧作用，同时还对增加瘦体重有作用。基于这些原因，我建议你每天总能量摄入量的 29% 应当来源于蛋白质。

体型和体脂肪的科学

就像心脏、肝脏、肾脏或皮肤一样，身体的脂肪实际上构成了好几个重要的生命器官。这些器官含有神经、血管和脂肪细胞，它们分泌激素和蛋白质，影响着能量平衡、脂肪贮存以及代谢。脂肪器官具备什么样的功能，这取决于它们定位在体内的位置。身体下部（对女性）以及上部（男女同样）的每一种脂肪器官都有其特殊的功能。它们在脂肪酸的摄取和释放方面、在激素分泌方面以及在它们对激素和蛋白质（酶）的反应方面都有特殊的功能。在20世纪90年代，研究发现：脂肪细胞分泌一种被称作“瘦素”的小分子激素，它可以结合到脑内的瘦素受体，引起食物摄入的减少并能让人增加体力活动。越来越多的证据表明：身体下部的脂肪和上部的脂肪都可以分泌瘦素。脂肪细胞产生的另一种蛋白质叫脂联素，它大部分来自于腹部脂肪细胞，影响血液凝集和形成凝块，这种现象也属于你的免疫防御系统的一部分。因此，体型的科学和你的体脂肪、其他器官以及大脑的信息交流的科学之间都是相互联系的。我将努力总结这一飞速发展变化的研究领域，但你也需要让自己赶上时代，因为科学发展得真是太快了。

女性脂肪

女性臀部和大腿上的脂肪可以提供能量，妈妈们需要这些能量为她们刚出生的宝宝提供乳汁。女性激素对这些脂肪起作用，在每个月经周期中刚刚排卵之后，血液中女性激素孕酮的水平增加了1000倍。女士们相信：她们的身体在膨胀并且体重也有所增加。实际上，她们的感觉是对的。身体正在准备怀孕，这种准备过程是通过臀部和大腿的脂肪器官的发育来完成的。如果一个女士怀孕了，她们的这些部位将会由于胎盘分泌的大量雌孕激素而胖得更快。正常情况下，产生乳汁每天需要500卡的热量，因此，孕期妇女要贮存相当大数量的热量以备使用。

造成女性肥胖的主要原因是怀孕后增加了的体重。女性在整个孕期体重一般要增加30~40磅。如果她们在产后6个月内不用母乳喂养孩子、不节食或不进行体育锻炼，怀孕期间增加的体重一般不会减少。如果是这样，那么第二次怀孕往往就会从一个较高的体重开始。随着第二次怀孕，又会增加更多的体重——如此下去。了解这些脂肪堆积的原理将有助于年轻女性产后减少体重，并且能够预防肥胖。

女士们生来就有不同的体型。同样，她们的臀部和大腿部的脂肪组织与生俱来也多少不一。脂肪本身没什么错，只是现代社会让脂肪变成了坏东西。历史上，下半身肥胖的人一直是符合人们需要的，在生物学上属于理想女性。只是到了今天，女性的遗传学特点和人们认为的迷人身材才有所分离。然而，世界上始终存在一种强烈的社会反差。Jennifer Lopez 曾展示出一系列的“大号”女士内衣，非洲裔的美国人无论男女都明确地表示：身材高大的女士最迷人。而我的最核心的主张是：在我们的社会里，需要更多的对不同体型的包容。

身上的脂肪很容易对节食和锻炼产生抵抗，很多女士让自己挨饿，拼命要减掉它。当在追求修长的大腿的美感的时候，一些人甚至减掉了他们脸上和胸部的脂肪，过度减脂达到了不健康的程度。如果你臀部和大腿的脂肪比身体上半部多，那么，了解你的合适的目标体重和体型就显得非常重要。

腹部脂肪

身体中部的脂肪一般围绕在肠子周围，它具有特殊的性质，这些性质表现为它释放入血流的物质的性质，同时也表现在它对不同激素的反应上。男人和女人都可以有腹部脂肪的堆积。有些女士主要产生上半身脂肪的堆积，而下半身脂肪堆积得相对少一些；但也有一些女士，上半身和下半身脂肪堆积的程度相同。

呈现上半身肥胖的女士比呈现下半身肥胖的女士具有较高的男性激素水平。她们比那些以下半身肥胖为主的女士有较多的患乳腺癌的机会，机会是后者的三倍，而得糖尿病的机会为后者的九倍。

上部肥胖是为了能让你在饥饿中生存而设计的。它分泌一系列被称作“细胞因子”的物质，来抗击感染。实际上，这种抗感染作用是上半身脂肪的主要功能。这种功能是人类适应饥饿和饥荒的适应功能的一部分。饥饿和饥荒造成的最主要死因之一就是感染，而你的上半身脂肪保护你防止这种营养不良合并症的产生。

这种脂肪也对紧张激素（皮质醇）产生反应，这种激素产生于肾上腺。（战争时期，很多直升机领航员的血皮质醇水平都升高了 10 倍。）在患有“库欣综合征”的病人中，肾上腺分泌过多的可的松，导致身体中部的脂肪器官的增加。有一种酶叫做Ⅱ-betahydroxysteroid dehydrogenase，它可以将可的松（药物）转化为皮质醇。经过遗传学改变的小老鼠会产生大量的这种酶，而且小鼠只在腹部蓄积脂肪，并不在其他脂肪器官蓄积。

与下半身脂肪相比，腹部脂肪更容易用节食的方法减掉。对同时有上半身和下半身肥胖的人，最先被减掉的脂肪就是腹部脂肪。可是，如果精神紧张、压力增加，这部分体重又很容易增加，最后会反弹回来。最近，我在同一天看到两位患者，她们在一个月之内增加了 13 磅体重，其原因是由于精神压力和不能履行节食计划。被称为间歇型节食者的人们，常常有上半身肥胖。

大脑中枢和身体脂肪

脂肪细胞能够产生一种被称为“瘦素”的激素，这个词来源于希腊语“消瘦”。它最早是在一种突变系的小白鼠身上发现的。人们用这种小鼠制造成瘦素激素的基因缺陷型动物。这种小鼠体内60%都是脂肪组织。当把正常小鼠和这种肥胖小鼠结合的时候，它们纠正了异常，这些肥胖小鼠也能减掉体重。在大脑下丘脑中称为“弓状核”的部位可以感知瘦素的水平。在那里，瘦素是向大脑发送的许多信号中的一种。瘦素缺失是极其罕见的，但是在土耳其的一个村子里，有一个家庭就存在这种基因缺陷。我的UCLA的同事Julio Licinio博士，最近用瘦素治疗了这个家庭的成员，他们减掉了大量的体重，从巨型肥胖变成了正常体型。瘦素同时还有其他的作用，它减少食物的摄入量，并且能增加体力活动。它也能抑制新生血管的形成，而且，这也是它能在遗传性肥胖老鼠中抑制新生脂肪组织生长的另一个途径。

胰岛素是一种由胰腺分泌的激素，能促进进食行为。进食后，血中胰岛素水平升高。它促使脂肪进入脂肪细胞，在那里贮存起来，促使氨基酸进入肌肉，并且将蔗糖以淀粉的形式贮存在肝脏和肌肉中。胰岛素和瘦素都对葡萄糖和氨基酸等营养物质发生反应，使它们在血中的浓度升高。在过去的三十年中，现在在加利福尼亚大学圣迭哥分校的Daniel Porte博士曾经提出了一种理论：肥胖的原因是由于大脑缺少正常胰岛素的作用。在灵长类动物实验中，他已经证明：血中高水平的胰岛素与大脑中胰岛素作用的降低有关。

瘦素水平的变化与另一种肽——神经肽Y，或称“NPY”的变化呈相反的变化水平。当瘦素下降时，脑中NPY水平升高。NPY的作用与瘦素相反，它增加食物摄入量。因此，身体的组成成份是在两种不同方向的激素的作用下构成的，而且我相信：对大脑在体重的维持、膳食摄入以及体力活动方面的控制行为，我们了解得还太少。最近，在脑中又发现了另外一种激素，它能减少膳食摄入，并且被命名为“食欲因子”。

除了脂肪细胞产生的以及在大脑中发现的激素之外，还有一种由胃细胞产生的被称为“胃素”的激素。它的奇怪的名字来源于它能使腺垂体释放生长激素（GH）的能力。血中胃素水平在两餐之间会升高，由此刺激食欲。肥胖的个体在两餐之间有较大的胃素的升高。经过胃改道术手术的肥胖个体，术后经历了食欲的减少，而且他们的胃素水平下降得很多，低到难以检测到的水平。

沿消化管道再向下的小肠也分泌一些激素。胰高血糖素样肽（GLPS）就是一种从小肠释放的能够影响食物摄入的激素。胆囊收缩素是另一种激素，由于它能够收缩胆囊而得此命名。这种缩胆囊作用常常在吃了高脂肪餐以后发生。这种激素的一种亚型被运送到大脑，控制食物摄入。这些似乎还不够，脂肪组织还产生其他的激素，包括：网膜素、血管脂肪素、抵抗素，等等。这些激素在身体分解营养素方面都发挥一定的作用。由腹部脂肪产生的一些激素并不分泌到血流中，它只是作用于腹部脂肪内部，调节它的活动；分泌到血流中的那部分则用来影响食物摄入、代谢以及体力活动。简言之，面对饥饿和饥荒的时候保持体重不变的性质非常重要而且是人体的基本的生理功能。这些功能由全身产生的起相互重叠作用的激素群来保持，脂肪器官通过把营养状态的信号传达到大脑可以做很多工作。

基因和肥胖

肥胖是基因和环境相互作用的结果。目前已知大约有 17 种不同的基因与肥胖有关。但是，有这些遗传性疾病的总人数才只占所有肥胖患者的 5%。这些异常的情况中的某些种类的肥胖很复杂，与精神功能、生殖、视力以及面部表现型方面的多种问题相关。然而，肥胖人群的大多数只是那些能很好地适应饥饿的人群。家族性肥胖的基因方面的研究显示：在人类基因组中，大约有70种基因与肥胖相关。这些研究只不过描绘了可能有重要基因存在的那部分的遗传物质。这些许多联系只不过再次指出：身体在调节食物摄入和体重方面是多么地严肃。然而，这些研究中的任何单一的方法都不能揭示和解释产生大部分肥胖病例的特定原因。相反，大多数专家建议：任何一种缺陷或许只能解释大约2%导致体重增加的原因。导致体重增加的能量代谢正平衡的产生是由于多种基因的某种累积作用。

另外，正是现代的静态生活方式与高脂肪、高糖和高淀粉膳食一起结合，暴露了肥胖的基因。人们广为相信的是：极胖的人，也就是那些体重超过100磅或BMI大于40的人，有最大的肥胖遗传基因程序。依据最近的兰德研究（Rand Study）的报告，在过去的10年中，全国总的肥胖（BMI >40）率已经增加了一倍；而严重肥胖者（BMI >40）人数已经增加了4倍。

可是，除了普通常见的肥胖之外，人的体型是有遗传性的。分开养大的同卵双生的双胞胎，不但有相同的体重，而且他们的脂肪分布照像结果显示：几乎有相同的脂肪分区。因此，你的体型是受遗传决定的，但它却可以通过膳食和生活方式进行改变。

底线

这里的最核心的意思是：你的体型反映了你身体脂肪堆积的特殊模式。正如本书其他部分阐述的那样，可以通过改变膳食和生活方式来改变这种模式。可是，许多复杂的控制因素作用于体脂肪以及脂肪与大脑之间的信息交流，使得这种改变很难超越自然的身体定势。选择一个现实的体型和体重目标，对你在这里或其他的减重计划方面的成功很重要。

生物电阻抗分析法的科学

肥胖被定义为身体有过多的脂肪蓄积。理想地说，体脂肪的数量应当进行科学的测量。可以通过许多方法来进行测量，但没有哪种方法特别准确。生物电阻抗分析法是一种实用的体成份分析方法，它提供给你非常有用的经过科学效证了的关于瘦体重以及你每天消耗的能量的信息。用这种方法获得的体脂百分比数值是一个估计值，它只会提供你一个与个人体型范围相关的一个健康体脂肪范围。你或许并不关心你的体脂百分比数值，但你却关心你的衣服或腰围的尺寸。最终，你不得不去照照镜子，了解你是否能对你的体型满意，而且接受现实。这种现实的理想体重是基于你能达到的健康的体重和体脂肪的范围。

体脂百分比显示你能达到的理想的体型。它是一个健康的体脂肪的范围（女性约为22%～28%；男性大约为15%～20%）。运动员有低得多的体脂百分比，因为他们有比人群平均值高得多的肌肉。例如：著名的湖人篮球选手（Magic Johnson，魔术师，杰克逊）在《洛杉矶时报》上写到：他在体脂肪为14%时，曾觉得太胖了，不能打得很漂亮。于是，他放弃了每次比赛之后吃带奶酪的烤干酪玉米片的习惯，后来，他的体脂肪就下降到了4%。他感觉到好多了，他的比赛成绩也提高了。他的唯一的担心就是：烤干酪玉米片的游说理事会可能会生他的气。

在这节中，我将讨论测量体成份的各种方法，并且说明，为什么我相信生物电阻抗分析方法是最好、最实用的能够了解更多体型信息的方法。

水下称重法

由于脂肪是漂在水上的，人在水下的体重要比在陆地上轻。如果我们沉到水里一个带吊带的椅子，并且将它与头顶上的称连接起来，那么我们既可以称出人在水下的重量，也可以称出人在陆地上的重量，这样我们就可以计算出人的体脂肪占身体重量的比例，即通常所说的体脂百分比。但存在的问题是：你肺里的空气也会让你浮起来，因此我会要求你在下水之前吹出你肺里所有的空气。这是一个相当不寻常和不舒服的事情。因为人们在下水之前一般要摒住呼吸。而且，即使你拼命地吹出所有的空气，还会有一些残留在肺里。这部分空气所占的体积就成为残留体积。因此，如果我想让这种方法科学有效地起作用，我就不得不测定你肺里有多少空气。通过让你吸入氮气，这个目的就可以实现。我收集这些数据，决定你肺内空气的体积。

这个方法并不实用，因为我必须让你穿上一个泳装，还得找个泳池。当把测量中所有可能的误差相加的时候，这种方法的误差很大，因此，它就算不上是测量体成份的金标准了。因此，对我来说不值得那么麻烦地去做。水下称重法特别受人喜爱的一个原因，是由于许多大学的体育和运动学系已经投资建立了这种方法中使用的水箱，并且在做科研报告时要使用它。

另外一种水下称重的形式是在陆地上做，使用一种名为“Bod pod”的仪器。这种设备是用联邦政府的基金，在加利福尼亚大学戴维斯分校制做的。这是一个鸡蛋型的塑料舱，前壳是透明的，它可以开启，让人能进去，坐在椅子上。当门关上之后，身体排出的气体量以及人在椅子上的体重就被记录下来。对于那些记得高中化学课内容的人来说，记得吧！当计算一个物体的密度的时候，唯一需要知道的数值就是物体的体积和重量。这个方法听起来很不错，但这个方法也要求你穿上个泳衣。太重的衣服会像身体一样代替空气，造成测量值不准确。在诊所里，我的患者们不愿意穿泳衣。他们觉得第一次见一个他们不认识的大夫就让医生和他或她的同事们把你弄得很不好意思，这对他们来说相当难为情。实际上，我的许多患者直到他们对自己体型感到满意和愉快时才肯去游泳；而且，直到肥胖确实对他们产生情绪上的伤害时，他们才肯穿上游泳衣来称重。

氚稀释及身体总钾含量测定法

这些方法使用放射性同位素测量的方法估计体脂百分比，它只用于科学研究。因为在日常生活中，给受试者使用放射活性物质不能被人们接受。

氚是氢的一种放射活性形式，能够存在于天然水中。在工业上，利用浓缩大量的水得到，供医学研究使用。我的第一份工作是我在 UCLA 上大学二年级的时候为诺贝尔奖获得者 Willard F. Libby 博士工作。他发现了放射性碳的生物半衰期。我的工作是运行一个巨大的带电池的冷凝器，它可以慢慢地蒸发水。我负责蒸发巨大数量的水来产生氚。所有水分子含有 2 个氢原子和一个氧原子（H_2O）。但在氚，氢原子是有放射活性的。如果我称重一些充满这种放射活性的水，将它们注入到人的血液中去，随后收集受试者的血样，那么，几个小时之后，放射性就会有一定数量的减少。减少的程度随受试者体水份库的大小而不同。这种体水分库的存在对人体很有意义，包括非放射活性的用途。

试想一下，当你往你的游泳池倒一些墨水，同时也往邻居家的一个小一点儿的游泳池倒一些墨水的时候，同时收集水的样本。如果你泼的墨汁同样多，两个泳池中较大的泳池中墨汁的颜色会较浅。如果我知道你身体的水分的数量，我可以从你的体重减去水分，估计出你体内脂肪的数量。

世界上只有几个地方具备测定体内总钾含量的方法（有一个就在 UCLA）。这种方法让你坐在带有皮革吊索的椅子上，在几英尺外的地方放一个大的晶体，晶体在你的腹部上空盘旋。受试者坐在椅子里待上 45 分钟，你体内钾发出的自然放射活性就可以被晶体吸收，然后对晶体进行测量。由于钾释放它的自然放射活性，释放出的能量就被晶体吸收，产生电信号，信号就会在机器上记录下来。受试者身体的肌肉越多，体内的钾释放的自然放射活性就越强。这种方法要求受试者被锁在一个用第二次大战以前的钢材制造的钢舱中，因为在二战后的一次原子测试开始后，我们的环境被相当高的放射性钾污染了，污染的程度很高，以至于新钢材会干扰机器检测。在检测舱中安放一个电视照相机，以便研究者可以对你进行观察，万一没达到 45 分钟时，你觉得幽闭恐惧症发作或想爬出来的话，他们也会及时发现。

如果我知道你身体的钾含量，我就能计算你的瘦体重，因为肌肉细胞和其他器官的细胞：如那些肝脏的细胞，都载有钾。如果你能看到自己坐在一个吊床式皮椅上，同时试图用一块晶体去捕获你肌肉中的放射性，你就会了解这种方法的局限性了。脂肪减少从身体里释放出来的放射活性，这些也能检测到。因此，有较多腹部脂肪的人的瘦体重的读数就不会很准确。尽管大腿上的脂肪也会少量地干扰臀部和大腿部的放射性，机器对不同个体的检测效力还是存在某些差异。

DEXA（双能 X-线吸收检测法）

DEXA 法应用 X-射线估计体脂肪和瘦体重。DEXA 最初是为测量骨密度而设计的，但是其计算机利用肌肉和脂肪阻档 X 线的能力的不同，提供你体型及体内的肌肉和脂肪的图像，可以以此估计体脂肪和瘦体重。计算机可以计算身体不同部位的脂肪的含量。我们在 UCLA 的人类营养中心有一台这样的机器，我们也对这台机器的测定结果与用生物电阻抗法测定的结果进行了比较。一旦你调整了研究的数字，就会发现 DEXA 提供了一个有用的答案。使用这种方法进行广泛的肥胖预防与治疗的最大弱点是使用 DEXA 机器的昂贵价钱、高时耗（它要花 15 分钟，比生物电阻抗法耗时长得多。）以及射线的暴露，这种暴露剂量相当于接受一次腹部 X-线。

生物电阻抗分析

这种方法依据的事实是：瘦体组织约含水 70%，能够导电，而脂肪组织是绝缘体，不含水，导电能力极差。这种方法可以用几种方式进行测量，但只有一种是经过科学效正了的。

正确的方法是，研究者用四个电极——与医生检测心电图相似的那种 1 英寸见方的贴片进行测量，将一个黑色和一个红色的电极放在手上，同时身体同一侧的脚上也放上同样的两个电极。一个非常微弱的交流电流会流经你的身体，电流从红色接线柱流向另一个，也从黑色接线柱流向另一端。仪器内的一个检测仪表测量一种名为“电阻”的电性质，它表示的是电流在流经 2 个电极时的艰难程度，仪器根据你的身高能知道 2 个电极之间的距离。

如果电极连接好的话，这种测量方式只需花 1 ~ 2 分钟。我使用的这种仪器显示出你的体脂百分比、瘦体重和估计的每日能量消耗。我按一下另一个电钮，就会出现一个依据理想体脂百分比计算出的目标体重。我已经在数以千计的患者中使用过这种仪器，我会定期校准计算模式，以便使它总能提供准确的读数。

由于机器测量的是你体内水分的电性质，在测量之前，如果你喝了太多的水，或者你有某些使水分储留体内的疾病（水肿），测量值就不准确。它就会把水分也测量为瘦体重。同样必要的事情是在测量之前，仔细擦拭你的手脚上的皮肤，让它没有化妆品（乳）、汗以及污物，以防止这些东西干扰电流向你的皮肤的传导。电极要像下图那样放置，如果放得太近就会造成几个百分点的误差。

红色接线柱放在靠近腕和踝关节的肉垫部

黑色接线柱放在手和脚垫部

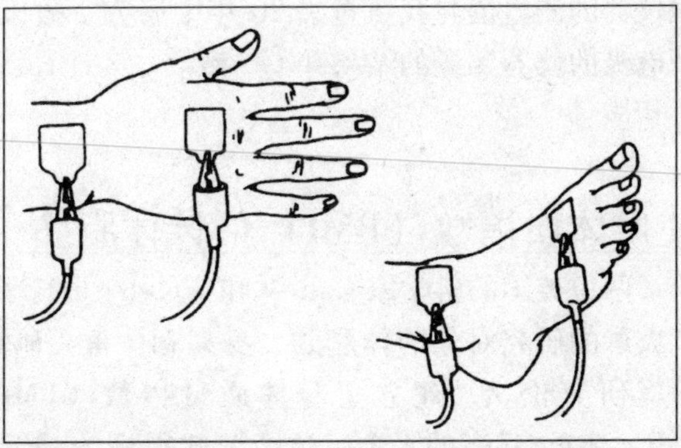

生物电阻抗分析法中正确的接线方式

尽管这看起来挺麻烦的，但它还是比许多方法要简单。这也是我使用的唯一的方法。百货店里卖一些仪器，你可以站在金属电极上进行测量。这些仪器一般不超过 100 美元，但它们经过的电流只流到你的小腿部至膝的位置。除非你体内液体是一个浓度，这种方法就不可能准确。另一类机器有金属的手柄可以握抓，电流只流经胳膊。这种仪器花 50 美元就可以买到，但与两足站立式测量仪器一样，不太准确。我还在一个杂货店里看见一些滑稽可笑的脂肪测量仪器：15 美元就可以买到：你把你的大拇指放在小仪器上就可以测量。

所有这些仪器都是如何声称能起作用的？其实，它们使用了一个基于身高和体重的数学公式，这个公式基于身体质量指数（BMI）来估计体脂肪（公式请参见本书 228 页）。问题是：公式对研究人群的平均体成份有效、不是针对个体的，对你的个人体型不一定准确。因此，这些小仪器只不过是一时的幸运而已。

当我在一次健康博览会上验证生物电阻抗方法的时候，一个伙计提出了反对意见。他注意到：他使用拇指仪器得到了与用我使用的仪器非常接近的测量值。我只简单地把他的这个拇指仪器在屋里的人中环绕一周，很明显，对那些不是平均体型的人，其他仪器的测量值与我在过去 20 年中研究了数以千计患者的有四个电极的仪器测量的结果并不一致。

使用体质指数（BMI）估计体脂肪

两位英国的科学家 Garrow 和 Webster 进行了一项研究，测量了大量的研究对象的体脂肪、身高和体重。他们在 1985 年写了一篇研究论文，建立了身体质量指数（BMI）的计算公式：BMI = 体重/身高的平方。这个公式得到的是近似值，但它仅当平均了大量的个体值时才显效，因为绝大多数美国人平均有太多的脂肪。然而他们的研究报告承认：公式不适用于运动员或老年人，因为他们的瘦体重差异很大。基于他们的 BMI 值，你喜欢的校队的队员，无论是在进攻方还是在防守的一方，所有足球队员都会被归为肥胖。但是，你要知道，他们的体重的绝大部分是过多的肌肉，而不是脂肪。

在 UCLA，我发现，当我使用生物电阻抗测量的时候，很多男士和女士都有比预期平均值多的肌肉。他们的机器上的目标体重比预期平均目标体重高 20 ~ 30 磅。然后我又测量了看上去很瘦，但又很健康的女士。发现这些百分数又出奇地高。

在 28 名到我们高危乳腺癌门诊看病的年龄介于 24 ~ 49 岁女士中间，测量结果发现：尽管平均身体质量指数仅仅为 23，她们的平均体脂肪率却达到 35%。而她们的 BMI 值介于 17 ~ 28。因此，这些女士中没有一个人，可以用 BMI 标准把她们归为肥胖（BMI 值高于 30 被认为是肥胖），但她们的体脂百分比却介于 25% ~ 45%（可以归为肥胖）。

我接着测量了我减肥门诊的 306 位患者，并比较了用他们的体质指数（BMI，由身高和体重可以计算出来。）估计出的体脂肪和瘦体重的值和我实际用这种内藏计算式的生物电阻抗仪器测量的值在电子测量信息之间的差异。实际上有公式存在，可以用身高（以米为单位）和BMI值估计平均的脂肪重量。如果你想在你的计算器上试这个公式，下面就是那个公式：

女士：脂肪公斤数 = $(0.713 \times BMI - 9.74)\ Ht^2$

男士：脂肪公斤数 = $(0.715 \times BMI - 12.1)\ Ht^2$

记住：一定要把身高换算成以米为单位。身高的英寸值乘以0.254就得到身高的米数。然后将以米为单位的身高值再乘以它本身就得到身高的平方值。

使用这些公式进行计算并做一些统计分析之后，我发现，可以将患者按平均体格的大小分为三组。

■ 我杜撰了一个词“少肌肉型肥胖”用以描述那一组看上去很瘦，但实际上含有过多体脂肪的人（就像在乳癌门诊看到的女士们一样）。少肌症的意思是肌肉丢失。这个词曾用于老年人，但不用于肥胖者。

■ 我用“均衡性肥胖”来描述那组身体具有匀称的体型，因此能够完美地预测其体脂肪的那一组人。

■ 第三组人具有更发达的肌肉，也可以将其称为“多肌肉型肥胖”。

用数字公式计算出的结果显示：这些人群之间实际上也存在差异。我在美国国立卫生研究院召开的“体成份测定方法”会议上报告了这些发现。1996年，我在《美国临床营养杂志》上发表了一篇题为“用生物电阻抗方法测定临床少肌性肥胖症”的文章。我在这部分的附录引文处引出了这篇文章，以便你能查询并检验我在这本书中根据生物电阻抗分析方法预测瘦体组织、能量需要量以及膳食中蛋白质需要量的科学根据。

生物电阻抗分析方法的优点及局限性

一些科学家说：这种方法没比身高体重告诉他们的信息多到哪儿去。如果都是基于大人群的平均值，事实的确如此。但是，对于某一个不是处于人群平均值的人来说（你就可能不是一般的体型），我发现，这个仪器在帮我使用本书的观点为患者咨询的时候，可帮了不少忙。我不会在一周之内反复测量患者来过于频繁地检测他们的体重变化。在节食的早期，当你减掉了最初的水份的重量、在减掉更多脂肪之前，仪器可能会显示你有轻微的体脂肪含量的增加。相反，我只在开始的时候使用这种仪器来确定你的目标体重，并且在某些关键时候使用它看看你是如何达到了你的目标体重的。在我们的 UCLA 的“危险因素肥胖门诊”，我们每 12 周为患者测量一次体重，在 UCLA 的一组包括有几百名严重肥胖患者的人群中，他们经过治疗肥胖的 Roux-en-Y 胃改道手术后，体重平均减掉了 120 磅。我的同事和我能在手术前通过一次测量，预测他们一年之后的最终体重。

我曾在各种小规模集会的谈话中多次谈起过生物电阻抗分析方法，人们对他们的个人测量值的反应非常惊异。这就是这种仪器的真正优点。了解你的胆固醇、血压和体脂肪含量实际上能够让你自己产生差别，特别是当这些信息是用于调整你的膳食、在蛋白质和热量方面为你量体裁衣的时候，就更有意义了。

“好脂肪”和“坏脂肪”的科学

常常有人问我吃哪种脂肪最好。多年以来，人们总是告诉你：所有脂肪都不好。现在，你听到关于好脂肪与坏脂肪的事情之后，就应该用健康脂肪替换那些不健康的脂肪。我觉得这真是太棒了！但是用哪种脂肪好呢？该用多少呢？我认为你应当在你的食物中使用足够的脂肪和植物油去提供好味道，而且让脂肪提供的热量大约占每日总能量摄入量的20%。但是，如果你吃饭的时候，油都开始从盘子里往下滴的时候，不管这种脂肪有多“好”，都表明你吃的油太多了。不管是什么油脂，每桌勺（15毫升）的脂肪提供的能量都超过了120卡，当你试图减重的时候，它就累积得更快了。

不同种类的脂肪和脂肪酸

脂肪酸是构成油脂的基本单位。根据所含主要脂肪酸的种类，人们将列在下表的不同种类的油脂分别称为“饱和脂肪酸”、“单不饱和脂肪酸”以及“多不饱和脂肪酸”。

膳食中动物脂肪和植物油脂的组成

膳食脂肪	饱和脂肪酸	亚油酸	α-亚麻酸	单不饱和脂肪酸
橄榄油	14%	8%	1%	77%
鳄梨油	15%	11%	1%	62%

续表

膳食中动物脂肪和植物油脂的组成				
膳食脂肪	饱和脂肪酸	亚油酸	α-亚麻酸	单不饱和脂肪酸
玉米油	13%	61%	1%	25%
豆油	15%	54%	7%	24%
花生油	18%	34%	0%	48%
红花油	9%	78%	微量	13%
葵花籽油	11%	69%	0%	20%
棕榈油	51%	10%	0%	39%
猪油	41%	11%	1%	47%
牛油	52%	3%	1%	44%
乳脂	66%	2%	2%	30%
可可油	92%	2%	0%	6%

摘自：Agriculture Handbook No. 8 – 4 and Human Nutrition Information Service, USDA 1979, and California Avocado Commission website nutrition label information, 2003.

实际上，几乎所有膳食中的脂肪和体内的脂肪都由甘油三酯构成。甘油三酯由一个分子被称为甘油的糖连接起来的三个脂肪酸分子组成，甘油是由三个碳原子组成的，这三个碳原子是三个脂肪酸连接的部位。脂肪酸自身是由两种主要形式的化学健将碳原子连接起来形成的长链，这两种化学键就是单键和双键。双键由电子云组成，它使得碳原子之间的化学键有弹性，可以伸缩，也可以变化。因此，饱和脂肪是硬的，而且在室温下容易变成固体。这是由于它的碳原子比用双键或电子云连接的碳原子有较差的弹性去运动。多不饱和脂肪酸和单不饱和脂肪酸在室温下都是液态油脂，因为它们是有弹性的具有 18 ~ 22 个碳原子组成的碳链。这些碳原子的链条很容易在链子上的第一至第三个碳原子的位置上弯曲，这些位置就是双键电子云所在的位置。

为什么饱和脂肪酸有问题?

对不同的脂肪，这些有弹性和僵硬等物理性质可以衍生出很多不同的性质。固态脂肪容易保存香味，容易加热，一般能加热到很高的温度。这最后的性质就是为什么在 1950 年代的时候，麦当劳用猪油炸最初的快餐食品——炸薯条。后来，它们改用氢化豆油。豆油开始时是多不饱和脂肪酸，并且有双键。工业上，用化学方法，通过加氢气的反应，将双键变为单键。这种经化学改变了的脂肪称为“反式脂肪”。因为当它们经化学改变之后，尽管它们仍含有一个双键，它却是非天然的构型，因此它的作用更像在饱和脂肪酸里的单键。

目前的相当一致的结论是：饱和脂肪和反式脂肪两者都容易使人体胆固醇升高，而较高的胆固醇水平是心脏病的主要危险因素。追溯到 20 世纪 60 年代的人群研究，人们发现：血胆固醇水平是与膳食中的饱和脂肪酸的数量相关的。像其他所有研究一样，这种结果的部分原因是由于化学变化，而也有一部分原因是由于肉类中的饱和脂肪酸。后者标志着其他危险因素，如肥胖相关的某种特定的膳食和生活方式，这些生活方式也增加了患心脏病的危险。

看一下加工食品的标签，你会看到：很多加工食品含有的脂肪能提供食物总热量的 50%。这些常常是从氢化脂肪来的能量。氢化脂肪在保护香味和食物的热度方面的作用很像猪油或棕榈油（两者都是饱和脂肪酸）。许多焙烤的食物要求使用这类脂肪，这是为了更适于焙烤或保持结霜的均匀性。这就是甜点心、蛋糕和酥饼出现在我的“扳机食品”清单上的原因之一。在不影响香味的情况下，一些公司已经将反式脂肪酸从休闲食品如土豆片和玉米片中去掉了。

政府已经改变了官方的营养标签的内容，标签中包括了反式脂肪。这主要是由于哈佛大学公共卫生学院的 Walter Willett 博士

（教授）的作用。他在大规模的人群研究中证明了反式脂肪和心脏病的联系。这些研究并没有直接证明反式脂肪酸能造成心脏病，但至少证明反式脂肪酸是过多摄入加工食品和过少摄入水果蔬菜膳食的标记物。

多不饱和脂肪酸的化学

多不饱和脂肪酸也有好与坏之分，这就要看双键所在的位置了。ω-6 系列的脂肪酸更多地造成炎症，因此人们把它们称为“坏脂肪”。在 ω-6 脂肪中，第一个双键发生在碳链的一端开始数的第 6 个碳原子上。玉米油中最常见的脂肪酸是亚油酸，它是 18 个碳的长链，有 2 个双键。第一个双键发生在长碳链一端开始数的第 6 个碳原子上。来源于鱼和植物的 ω-3 系列的脂肪被称为是“好脂肪”，因为它们能抗炎症，并且在细胞内有对抗ω-6脂肪的作用。亚油酸是 ω-6 系列的脂肪，做为我们的一种必需脂肪（我们在体内不能制造），每天都要吃一些，虽然量不一定需要很多，少量就可以。而另一种含 18 个碳的脂肪酸——亚麻酸，是必需 ω-3系列的脂肪酸。亚麻酸有 3 个双健，第一个双健是从一端数起的第三个碳上。由于亚油酸（ω-6）和亚麻酸（ω-3）两个名字听起来很相似，科学家们便使用了一个数字系统来表达这两种物质。那就是相应地用 18：2n-6 和 18：3n-3 来表示。这个标志意为：脂肪酸含有 18 个碳，同时含有 2 个或 3 个双键。n-6 或n-3 指的是第一个双键在 18 个碳的碳链一端的第 6 或第 3 个碳原子上。

膳食中脂肪酸的需要量

亚油酸和亚麻酸是膳食中的必需成份。这些植物中发现的脂肪酸应当提供你每天总能量需要量的 5%。古代的膳食富含植物性食物，经过很长时间后，我们的身体就放弃了自己制造这些脂肪酸的机能，这就像我们放弃了制造维生素 C 的遗传器件一样。

你不用担心你能否从膳食获得足够的脂肪酸的问题，因为植物通常含有大约 10% 的脂肪，都是亚油酸或亚麻酸，它们的比例是 3 比 1。我们现代的膳食过多地使用加工过的油脂，油脂生产厂家已经去掉了很多植物自然产生的 ω－3 脂肪酸，这是为了使它们看起来清亮，并且延长商店的贷架期。结果是：我们的现代膳食的 ω－6 和 ω－3 脂肪酸的比例，在不同的食物中介于10∶1至30∶1的范围。这个比例包括了亚油酸和亚麻酸以及其他常见的我没有谈到的 ω－6 和 ω－3 脂肪酸，包括 ω－3 鱼油二十碳五烯酸（EPA）（20∶5n－3）和二十二碳六烯酸（DHA）（22∶6n－3）。这些是这类物质中的最有名的脂肪酸。要了解更多，你可以查阅一本介绍人类最常见脂肪酸方面的化学教科书，我的实验室能够检测超过 20 种血液中常见的脂肪酸，它们中有许多受我们食物的影响，而另外的一些则可以在我们的体内产生。我们很容易产生类似于牛排中发现的饱和脂肪。为了说明这一点，我经常放映一个幽默的卡通片，片子里，2 个大鲨鱼正在围攻一个人，字幕上写着：“我们放过他吧！他的饱和脂肪太多了。”

脂肪酸的比例和炎症的发生

ω－6 和 ω－3 的比例能被全身的细胞感知。被称为“坏氧化酶”的酶可以将这些脂肪酸转化成为被称作“二十碳固醇”的信号。这些二十碳固醇是小分子物质，能在细胞内造成炎症或抑制细胞的炎症信号。同一种酶相应地能从 ω－6 或 ω－3 脂肪酸产生前炎症信号和抗炎症信号。研究显示：ω－6 对 ω－3 脂肪酸的比例是决定全身炎症存在的一个决定因素。一般认为，炎症是一个导致疾病发生的共同机理，它是心脏病、哮喘和多种常见肿瘤发生的根源。当这些脂肪酸存在于植物中时，它们和植物中自然存在的维生素 E 以及其他抗氧化物质，包括许多我在我的早期的名为《多彩膳食健康全解码》一书所写到[illegible]然色素一起被吃进去，因此它不表现致炎作用。可是，当这[illegible]添加到漂白了的面粉、淀粉、蔗糖以及其他人工色素中时，它们就会呈现出彻底的致炎症作用。

阿特金斯的困惑

肉和奶酪中的饱和脂肪酸的升胆固醇作用已经为人们知晓几十年了，但现在，阿特金斯节食法声称它可以降低胆固醇。实际上这是阿特金斯节食法的最近的研究显现出的主要要旨。而他们没有告诉你的是：体重的减少通常都会导致敏感人群的胆固醇的下降。许多有腹部肥胖的人以及有糖尿病家族史的人会比那些有较低体脂肪的人产生更多的甘油三酯。这是因为他们超重时的高胰岛素水平的作用。甘油三酯是被载于一个名为“极低密度脂蛋白”的颗粒上，它的 80% 为甘油三酯而 20% 为胆固醇。当这些人体重减少的时候，他们的胰岛素水平就会下降，而且他们的甘油三酯和胆固醇的水平也下降。这在所有人几乎都一样：当你减少膳食摄入并且减重后，能量值的下降打赢了你吃进去的脂肪的种类造成的坏影响，胆固醇水平就会下降。有些有高或低胆固醇水平的人，他们对改变他们胆固醇水平的膳食产生抵抗作用，但对大多数人来说，平均来讲，减体重都能引起胆固醇水平的下降。只有当膳食总能量保持不变时，你才能发现不同种类脂肪引起的不同效果。这就解释了为什么几十年以来，在住院时控制了膳食的人群中进行研究时，饱和脂肪酸摄入与较高的胆固醇水平相关。而在一些自己控制饮食并且减掉了能量摄入的人群中，即使吃从肉和奶酪来的饱和脂肪，也会引起较低的胆固醇水平。

肿瘤和多不饱和脂肪酸

动物实验研究结果显示：亚油酸，这种在玉米油和其他蔬菜中发现的脂肪，能够使动物肿瘤生长和扩散。这种现象的发生可能有两个原因。首先，亚油酸能引发一连串的细胞内氧自由基形成的链式反应，这种反应会损伤DNA，促进肿瘤的发生。其次，亚油酸被细胞转化成eicosanlids（二十碳醇），它能刺激炎症的发生并且通过损伤DNA而造成肿瘤，是ω-6与ω-3的比例决定了这些细胞信号。吃大量的水果和蔬菜能够平衡这些脂肪酸的互相对抗作用。不管一个人群是由于他们移居到美国，还是我们出口了我们的食物及生活方式，当他们开始吃一种富含加工食品的膳食的时候，这种含有许多添加了多不饱和ω-6脂肪酸的膳食（在食物加工过程中增加并隐藏在蔬菜油中）就会引起常见的肿瘤，因此添加了多不饱和ω-6脂肪酸的膳食是导致常见肿瘤增多的众多可能因素中的一个。

适量的最好脂肪

关于膳食脂肪的新闻似乎相当令人惊恐，但是却有一类脂肪对胆固醇来说是中性的，不会促癌发生。那就是在橄榄油中及鳄梨中发现的单不饱和脂肪酸。对它们，你还是需要适量地摄入。因为，即使是最好的品种，它们每桌勺的热量也超过120卡。当我看到人们在橄榄油中蘸面包时，我就会担心他们体重会增加，仅仅3桌勺橄榄油含有的热量就超过400卡，那是一些女士一天需要的总能量的三分之一。

可是，很多研究发现：作为地中海饮食一部分的橄榄油的摄入与心脏病和肿瘤的危险性的改善有关。鳄梨油含有与橄榄油相同的健康单不饱和脂肪酸。你最好能直接从鳄梨获得单不饱和脂肪酸而不是从鳄梨油获取。因为：由于鳄梨油很贵，它只用于特殊的菜肴的烹饪中。每口鳄梨的能量值与每口鸡胸肉相同，但它不致于引起体重增加，同时还包含了你膳食中的一种健康油脂。

那是关于脂肪的大谎言吗?

是不是所有营养学家这些年来都在有关脂肪让你肥胖这个问题上对你撒了谎？当然不是！脂肪是造成这个国家肥胖问题的一个主要因素，但肥胖的流行并不全是由于这些脂肪。我们现在知道，你吃的碳水化合物的种类也很重要。意大利面食、豆类、米饭以及土豆也能让你变得肥胖，这就像第二步中的关于升糖指数、升糖负荷以及能量部分谈到过的一样。当你选择脂肪加到你的膳食中时，仍然要计算能量摄入值。我在脂肪摄入方面非常谨慎小心，常常通过使用橄榄油刷进行烹调，或者采取做菜少放油的做法，比如：做一大盘亚洲炒菜才放 1 或 2 桌勺油来减少油脂摄入。而且，我一般不在沙拉中加橄榄油。你可以选择吃这些脂肪，但要努力通过体育锻炼去燃烧所有你吃进去的脂肪。

谷物及代餐奶昔的科学

许多美国人已经开始把由一碗谷物制品加牛奶和几片香蕉以及一杯橙汁构成的早餐做为基本的早餐。不管你信不信，这种早餐含有 325 ~ 500 卡热量，其中只含有 10 克蛋白质。

1 盎司含糠麸谷物 = 75 卡

1 盎司葡萄干糠麸谷物 = 190 卡

脱脂牛奶 = 90 卡

低脂奶 = 120 卡

全脂奶 = 150 卡

1 个中等大小的香蕉 = 100 卡

8 盎司橙汁 = 160 卡

早餐的低蛋白会让你在中午之前就感到饿。更糟的是：上面所列的是每份 1 盎司的谷物，而多数人要吃 2 份以上。你或许记得那些各种各样的小包装盒子。那些小包装含有 1 盎司的份量。那与你倾倒出的一盒谷物相比又如何呢？高蛋白的原理（见附录中的《蛋白质的科学》部分）和这个计划中的每天吃 1 ~ 2 次代餐奶昔来控制你的热能需要的计划使得营养奶昔成为了你最好的选择。你不但需要每天吃 3 次蛋白质，同时也需要用大多是源于水果的 5 克填充膳食纤维。同时，你还需要控制每次的营养奶昔，使吃进去的热能要低于 300 卡。科学证明这种习惯会有助于你保持体重控制的成果。

美国卖得最好的谷物制品包含有 1 ~ 6 克蛋白质（见本书

242 页的表格）。假设，满满一杯牛奶会增加另外 10 克蛋白质，如果你只用很少的牛奶泼了你的那些谷物薄片以使它们还是很脆的话，那又该怎么样？你可能只得到餐包提供你的蛋白质数量的六分之一。

你还可以把你喜欢吃的谷物制品做为高蛋白质早餐的一部分吗？从蛋白粉中（用每桌勺含 5 克蛋白质的那种蛋白粉）增加 10 克蛋白质，你可以在不太改变味道的情况下，特别是当你也加入谷物中一些水果的时候，能够制成高蛋白质谷物早餐。在所有的谷物制品中，我认为燕麦片有好的健康谷物的名声，尽管也有人推荐说糠麸谷物脆片、葡萄干谷物脆片或一种维生素强化的谷物最好。我的衡量标准是基于广大消费者对于巨大的公众性的认识，这些认识是考虑到燕麦片的营销对心脏健康的影响。然而，我却喜欢用蛋白质强化燕麦片作为某些场合下早餐的选择。

当你考虑要换换样的时候，吃燕麦片是一个很好的习惯。在一个餐馆，当你要 3 个鸡蛋加奶酪的煎蛋饼的时候，你常常得到 5 个鸡蛋的煎饼。他们并不告诉你增加了鸡蛋，因为他们希望顾客得到大份的食物之后会对餐馆的服务更加满意，而且多个鸡蛋的花费比起丢掉一个顾客要便宜得多，更值。有些人或许会要些薄饼或比利时威化饼（华夫饼），这些食物提供了脂肪和碳水化合物但却含有很少的蛋白质。你可以要一份原味的燕麦片粥来代替一个大的煎蛋饼或一大堆薄饼，这样可以减少 500 卡能量的摄入。你可以在上面撒上些棕色食糖或几粒葡萄干，上面放上一个香蕉或其他水果，并且浇上一些脱脂奶。这样，你会有一种美妙的感觉，你正在做一件有益于健康的事，因为一项已经批准通过的健康声称就是：燕麦片能降低胆固醇。

燕麦片的种类与健康有关。你想要的那种应当是原味的辗轧麦片，它含有 100% 全麦，是可溶性纤维的很好来源。它能降低胆固醇并且会让你感觉很饱。可是，很多人选择吃快餐即食麦片，这种食品通常加了蔗糖和香料，有时还添加了脂肪。设计的作为一份量的小包装通常很小，很多人都得吃2袋。另一方面，如果你能忍受饥饿，并且能坚持只用一包，你就有可能通过使用这种食物做为一种代替餐而减掉体重。我不想推荐你这样做，因为它会使大多数人在中午之前就觉得饿。我想让你避免那些常见的伴随其他节食方法造成的饥饿感，同时也能减轻体重。

在家里，你可以做一碗蛋白质强化的燕麦粥作为某些场合的替代品来代替你早晨的代替餐。可是，它只含300卡热量以及48克碳水化合物。因此，适量是关键。由于所有燕麦制品含有低蛋白成份，我推荐你在吃燕麦粥时饮用一杯能容纳12盎司液体的玻璃杯的牛奶。

蛋白质强化燕麦粥

制做1人份

1杯脱脂奶或原味豆奶
1点儿盐
1/3杯速熟辗轧燕麦片（1分钟煮熟，不要速溶的）
2桌勺香草味大豆蛋白粉
少许桂皮粉
1/2杯苹果片、树莓或黑莓，新鲜的或冷冻的，解冻
或1/2个切成片的香蕉

1. 将牛奶或豆乳倒入一个中等大小的长柄有盖平底深锅中，加点盐，放在中—高热火上，煨牛奶（别让它沸腾）并且加入燕麦片。把火关小，煮燕麦片，搅拌直到变稠。
2. 搅拌蛋白粉、桂皮粉、水果，搅拌1或2分钟或直到完全热透。如果谷物太稠，就加一点儿脱脂牛奶或豆奶。

每份的营养成分分析（加了脱脂奶和浆果的）

热量：300卡；蛋白质：23克；脂肪：5克；碳水化合物48克；

膳食纤维：10 克

这个配方，在充分利用燕麦片的保健功能，包括利用它的大量纤维的同时，提高了蛋白质的含量，使之达到 23 克，是一种增加了全纤维的谷物。这比目前美国许多畅销的谷物制品来说是更好的选择。那些畅销的谷物列在下一部分的表中。

谷物及营养奶昔的特点比较

如果你准备选择一种谷物制品还要加蛋白质进去，就要注意总碳水化合物和能量的数量。一些谷物制品含有 24 ~ 28 克碳水化合物，其中的 11 或 12 克是蔗糖。更糟的是，有些只含有 1 或 2 克膳食纤维。因此你还需要另外服用一种膳食纤维补充剂或一些水果才能觉得饱。同时，含有的热量也有很大不同，从一些糠麸谷物的 75 卡热量到流行的葡萄干谷物脆片的 190 卡热量不等。后者含有 2 勺蛋白粉（40 卡热量）以及一杯牛奶（90 卡热量），加在一起能量将达到 320 卡。用糠麸谷物（75 卡），你可以减掉早餐的总热能摄入，达到 215 卡，加上半根香蕉（50 卡），才达到 265 卡的总热量。正如你所见，这很复杂。实际上，你会像其他许多人一样，如果你吃双份谷物的话，你可能会把所有这些都抛到九霄云外了。

在过去的这两年间，我自己的做法是放弃早餐吃谷物的习惯。有时我也做我的蛋白质强化谷物，但常常是，当我想从服用营养奶昔过程中寻找一次间断，换换样儿的时候，我就吃炒鸡蛋白和蔬菜或吃一杯脱脂鲜奶酪。可是，底限仍然是终身控制你的体重。为了得到最好的结果，你每天的早餐常规应当包括营养奶昔。

谷物的营养信息

下表中与这些谷物与标签上的信息内容是一致的。如果你没有一种营养奶昔，那就得会读食物标签，做出好的能说出道理的选择。

食　物	每份含量	热量（卡）	蛋白质（克）	碳水化合物（克）	蔗糖（克）	膳食纤维（克）
畅销谷物制品						
糖霜谷物脆片	1/4 杯	120	1	28	12	1
蜂蜜坚果樱桃	1 杯	120	3	24	11	2
糖霜迷你小麦	18 块小饼干	150	4	36	9	4
葡萄干谷物脆片	1 杯	190	6	45	19	7
幸运魔力	1 杯	120	2	25	13	1
玉米脆片	1 杯	100	2	24	2	1
肉桂烤薄脆	3/4 杯	130	1	24	10	1
米粉薄脆	1 杯	100	2	23	2	0
高膳食纤维和/或较高蛋白质谷物						
Nutlettes（Dixie Foods，1-800-BEEFNOT）	1/2 杯	140	25	15	4	9
Kashi GOLEAN	3/4 杯	120	8	28	7	10
所有薄片加多量纤维	3/4 杯	75	5	30	0	18
多种麸脆片	1 杯	200	4	49	12	7
什锦脆片	1/2 杯	80	4	23	6	10
燕麦片粥（快速辗轧燕麦）	1/3 杯	100	3	19	1	3

续表

食　物	每份含量	热量（卡）	蛋白质（克）	碳水化合物（克）	蔗糖（克）	膳食纤维（克）
原味即熟燕麦粥	1 包	100	4	19	0	3
碎小麦（一口大小）	3/4 杯	115	4	26	2	4
Kashi 好朋友	3/4 杯	90	3	24	6	8
Kellogg 麸芽	1/3 杯	70	2	24	8	13

体育锻炼和构建肌肉的科学

你是否曾经对你的肌肉如何获得能量作功，或者如何才能更好地构建你的肌肉等问题有过兴趣，或感到好奇？在这一章的附录里，我将谈谈肌肉是如何作功的？它是怎样与你的膳食和锻炼安排相联系的。这里有很多信息，如果你觉得太多了，那就回头再看。当你锻炼了一段时间，学习了许多有关你身体的知识以后再回过头来看。你也可以用这种信息去检验你所了解的体育锻炼方面的事情，或者检验构建肌肉的补充剂是否有用。

食物变成了肌肉的燃料

你知道食物含有蛋白质、碳水化合物和脂肪。人体通过化学反应或代谢途径形成的复杂的相互作用网络既可以将这些成份分解成能量用于化学反应，也可以将这些能量贮存起来。这种精心协调起来的网络联系是在几百万年以前的基因中形成的，是专为提供锻炼所需能量而设计的。这个网络通过监视你的能量贮存对你的营养状况产生快速的反应。

你在体内贮存了160 000卡的脂肪，但仅储存了1200卡碳水化合物，这些碳水化合物是以淀粉的形式（糖原）存在于肌肉和肝脏之中。蛋白质和氨基酸能被用于恢复成碳水化合物。但当一个营养状况良好的人在进行体育锻炼的时候，是利用脂肪或碳水化合物做为主要燃料的。蛋白质常常在作为燃料时被节省下来，不被烧掉。因为身体让它贮存起来以备饥饿时应急使用。如果你不吃食物，你生存的时间就由你肌肉中的瘦体重和诸如肝脏等器官的瘦体组织的多少来决定。蛋白质在保持你的健康方面具有如此重要的作用，以致于万一饥饿或疼痛发生时，比如患肿瘤或艾滋病，身体作为燃料用尽了它的组织的时候，那就有可能以此预测死亡的时间。因为它是与身体蛋白质消耗 50% 的量是一致的。

在长时间的低强度的体育锻炼中，我们的大多数能量需要是从燃烧脂肪而获得，来自于碳水化合物的能量较少。碳水化合物的燃烧主要在进行较高强度、持续时间很短的锻炼时才起作用。蛋白质则是在能量利用水平非常高的情况下才起少量作用。但充足的蛋白质摄入对保持你的瘦体组织方面很关键，它让你以最好的状态发挥比赛水平。碳水化合物或脂肪两者谁是主要供能者，谁是次要的供能来源的准确区分以及能量利用的效力如何都与你在运动前吃的食物、锻炼的程度以及锻炼的持续时间有关。缺乏锻炼的人先利用碳水化合物，并且很快就把能量用完了。而训练有素的运动员的肌肉适应了有效利用脂肪的功能，并且也使得相对较少的碳水化合物（1200 卡对应 160 000 卡）能持续较长的时间。

肌肉细胞内部的反应：ATP 和磷酸肌酸

为了解肌肉如何获得能量，你需要知道有关肌肉代谢方面的一些基本情况。体内包括肌肉细胞在内的所有细胞都是通过转化贮存在化学键中的化学能而从食物中抽取能量的。这些贮能的化学键把碳水化合物、蛋白质和脂肪连接在一起。贮存在这些化学键中的化学能是通过代谢过程，有控制地释放出来供机体利用的。代谢作用是指一系列由被称为“酶”的特殊蛋白质完成的过程的总和。代谢过程将蛋白质、碳水化合物以及脂肪分解成小分子化合物。当这种过程继续的时候，能量被贮存在食物的高能化学键中，然后以高控制方式转移转化成一种特殊的特质，ATP（三磷酸腺苷），使能量最终用于给生活的细胞提供能量，同时还构成如酶和脂肪这些复杂的物质，在细胞中被利用。这种化合物中的腺苷酸与遗传物质中发现的一样。但在 ATP 中，它的主要作用是作为一个在 2 个或 3 个磷酸盐原子之间的固定作用。如果有 2 个磷酸盐，化合物就被称为“ADP”（二磷酸腺苷）。体内的许多耗能的过程，如用脂肪酸制造脂肪或用氨基酸制造蛋白质的时候，通过把 ATP 转化成 ADP，能量就从第三个磷酸盐分子中释放出来了。这种化学能接下来就在体内耗能过程中被利用。而且它是以一种可控的方式在需能反应发生的地方原地直接提供能量，达到能量上最小程度的浪费或热的产生。在细胞中 ATP 与 ADP 的比值是细胞能量状况的一个指标，就象检测你手电筒中的一个碱性电池一样。当 ADP 从需能反应的利用中畜积的时候，细胞的能量状况就会下降，就像一个手电筒由于一个电池的耗尽而要熄灭一样。有许多体内产能反应监视着 ATP 与 ADP 的比值，调节能量的产生、贮存或恢复已经耗去的 ATP。当 ADP 在肌肉中蓄积时，一种酶被激活，它分解磷酸肌苷（PCr）以恢复 ATP 水平（$PCr + ADP \longrightarrow ATP + Cr$）这个反应中释放出来的肌酸被转化成肌酸酐，并从尿中分泌出来。磷酸肌酸在肌肉中有这样特化了的功能，使肌肉比其他的细胞能更快地恢复 ATP 水平。肌肉中 PCr 的贮存是极其有限的，如果没有其他来源的 ATP，它只能为肌肉供应 10 秒钟右左的 ATP。

由于 ATP 是从其他来源提供的，PCr 只是在很强的体育锻炼中的前一分钟被作为一种主要能量来源。PCr 定位于肌肉中是有主要的优势的，这样可以使人体在快速高强度运动，如冲刺跑、跳、举重和投掷等项目中能很快贮存和保持 ATP 水平。

有氧和无氧代谢

机体从食物中制造 ATP 的化学反应分为无氧（不用氧气）的反应或有氧（需要氧气）的反应。有氧代谢是从食物中提取能量的最有效的方法。它利用氧气，在一个非常特化了的称为“线粒体”的结构中，从一个 6 碳的葡萄糖分子，制造 42 个 ATP 分子。而在无氧代谢中，葡萄糖不用使用氧气就可以被分解。这个过程简单，但效力却不高。它能把葡萄糖分解成乳糖，只能从中得到 6 个分子的 ATP。然而无氧代谢能够在非常不利的条件下发生，这种条件下就是没有氧气的情况，如疲劳的肌肉，它是人类的第二选择（尽管在原始的细菌中，它是唯一的呼吸方式，因为细菌缺乏进行有氧代谢的机器）。

在低水平和中等水平的训练强度下，机体主要利用有氧代谢机能，而只有当它变得极其疲劳或面临突然的巨大肌肉负荷，如在举重比赛时，它才从有氧转向无氧代谢。在大多数锻炼条件下，细胞通过利用氧气从产生燃料的食物中产生能量的效力比无氧代谢产生的能量增加很多。

在有氧代谢中，与所有无氧代谢一样的步骤都首先发生，但却有一个主要的差别——在无氧代谢中，由葡萄糖产生的关键化学物质“丙酮”会转化为乳酸；而在有氧代谢中，它不被转化为乳酸。相反，丙酮进入一种生化途径——Krebs 循环（是由诺贝尔奖获得者 Hans Krebs 博士而得名）。Krebs 循环在丙酮被彻底分解为二氧化碳和水时，利用多种化学物质以及氧气去扩增能量。

在这个过程中，另外又有 36 个 ATP 分子产生出来，加上在反应的第一部分中的产生的 6 个 ATP，一个含有 6 个碳原子的葡萄糖分子总共可以产生 42 个 ATP 分子。

你可以看到，线粒体是如何成为我们细胞的能量工厂的。肌肉细胞尤其含有丰富的线粒体来提供锻炼中需要的能量。线粒体有它们自己的细胞壁和它们自己的 DNA。人们认为它们本来是过着一些类似于细菌的生活形态，这种形态是由更复杂的细胞执行这种重要的从食物和氧气产能的功能。这种功能是利用食物和氧气产生能量，同时也产生水和二氧化碳。线粒体中的反应被称为“氧化磷酸化作用”，其结果是使每个葡萄糖分子产生最多的能量。

如果有充足的氧气，并且锻炼是低强度或中等强度的，那么葡萄糖产生的丙酮在线粒体中就会被转化为二氧化碳和水。与无氧代谢产生的 6 个 ATP 相比，一个葡萄糖分子能产生 42 个 ATP 分子的能量。有氧代谢的供能速度比无氧代谢慢很多，但却可以维持很长时间——达 5 个小时。低效的无氧代谢途径的主要优点是：它利用肌肉局部的糖原很快为肌肉提供能量。除了 PCr 之外，这是肌肉重新提供 ATP 的最快方法。这就是为什么无氧葡萄糖代谢在竞技性举重比赛中被肌肉细胞利用的原因。因为在那样的情况下，人体瞬间需要大量能量。

无氧葡萄糖分解为短时高强度锻炼提供绝大部分的能量，时间一般持续在 30 秒到 2 分钟之内。无氧代谢的主要缺点是它不能持续很长时间。因为肌肉中乳酸的畜积降低了 ph 值，使一些在糖酵解途径中的关键酶失活，造成疲劳。从肌肉中释放的乳酸能被肝脏吸收，再转化为葡萄糖（Cori 循环），或者它直接被心脏或被不太活跃的骨骼肌作为一种燃料利用掉，这些肌肉一般远离活跃收缩的肌肉。

肌肉糖原贮存和锻炼

无论是有氧还是无氧代谢，肌糖原都是持续时间介于 2 个小时之内的赛事的主要的碳水化合物燃料。肌糖原的耗尽造成疲劳，这与肌肉中乳酸的增加有关。乳酸盐的增加是持续上升的，但生理学家已经定义了一个点，在这个点，基于乳酸不平衡而造成的呼吸状态就会改变，因此这个点就叫“无氧代谢阈值”。营养和运动员的体质状态将决定在疲劳出现以前某项训练成绩的好坏。

我们可以直接或间接地测量到这一能力。一种间接的测量方法是根据标准程序，利用一种训练跑台或台阶，记录对象的脉搏。状态好的运动员能在低脉搏计数时做同样的功。这种间接的测量方法假设脉率与耗氧量是成正比例的。另外，也可以在运动中直接测量耗氧量。自动跑台一般被用来增加运动强度，而你可以测量氧的摄取量，直到疲劳发生。疲劳发生前的最大耗氧量被称为“VO_2max”——我们身体能消耗的氧的最大数量。

运动强度可以用 VO_2max 的一个百分数来表示。每个人都有一个自己的 VO_2max，这与他们的状态水平和瘦体组织的多少有关。一个经过训练的运动员比一个静坐的状态不好的办公室人员的“VO_2max”要高很多。低强度训练，如快速的散步，利用了30% ~50% 的 VO_2max；而疾走要求利用 50% ~80% 的 VO_2max。这一水平取决于运动强度。冲刺跑一般要求达到 85% ~150% 的 VO_2max 值（增加的 50% 来自于短时无氧能量产生过程）。这就是为什么状态不好的人与状态好的运动员相比，在较低水平的外来做功时，会上气不接下气。

在比赛前，为了提高成绩，运动员是有可能贮存糖原的。当训练持续时间超过 20 ~ 30 分钟的时候，血中葡萄糖做为燃料起到节省肌糖原分解的作用，这种作用很重要。有氧代谢和耐力训练导致糖原贮存、甘油三酯和氧化酶的增加以及线粒体的数量和体积的增加。

肌肉如何适应锻炼

当你习惯于越来越高水平的锻炼之后，你的肌肉细胞就会变得越来越大，并且产生新的化学装置，同时会产生更多的能量。训练增加了引起 Krebs 循环中葡萄糖氧化反应的酶，也增加了脂蛋白脂化酶的数量，而后者能把甘油三酯转化成脂肪酸。这种作用只作用于正在使用的肌肉或肌纤维。

根据三种特征，可以将肌纤维进行分型：（1）它们收缩的速度（快或慢）；（2）它们通过无氧代谢产生能量的糖原或酶的含量的多少；以及（3）进行有氧代谢的氧化酶的线粒体含量。

研究发现：慢速抽动的肌纤维存在于那些用来保持姿势，而且能保持长时间收缩的大肌肉中。它们的颜色是红色的，因为它们含有高浓度的携带氧气的蛋白质——肌红蛋白。它们含有化学装置，能够缓慢地进行有氧代谢。这让它们能长时间保持在某一位置。快速收缩肌肉纤维含有大量糖原，供无氧代谢利用。使它们呈白色（在科学文献中被称为Ⅱb 型快速收缩纤维）。另一类快速收缩纤维（Ⅱa 型）含有混合型的具有无氧代谢必需的快速分解糖原，并能提供短时能量燃烧的高速肌纤维，其线粒体内还具有有氧代谢能力和氧化酶。

研究表明：通过训练，可能将Ⅱb 纤维转化成Ⅱa 快速收缩肌纤维越多，那组肌肉在延长的锻炼中越不易发生疲劳。在延长的 60% ~75% VO_2max 的训练中，Ⅰ型肌纤维（红色，慢收缩）及Ⅱa（红色、快收缩）在训练早期阶段开始时就被利用起来，随强度的增加，Ⅱb 型肌纤维（白色，快收缩型）就必须调动起来，保持强度稳定。然后，当Ⅱb 肌纤维开始释放乳酸——贮存的糖原的无氧代谢产物的时候，人就开始感觉疲劳了。这就是所谓长距离跑选手称之为“长跑中突然失力”的现象。因为乳酸造成肌肉的疼痛和疲劳。当红色肌纤维糖原水平下降的时候，它们就会更多地依赖你的脂肪贮存。由于脂肪比碳水化合物产生能量的效力低，运动强度就会下降，你的步子就会慢下来。

先燃烧脂肪并且维持锻炼

另一个极端的情况是：在进行像疾走这样的运动的时候，肌肉通过燃烧脂肪提供能量。因为脂肪提供的 ATP 足够保持运动强度。贮存的脂肪很容易被转化成脂肪酸，而且贮存脂肪的分解速度在运动状态下是静息状态下脂肪分解速度的三倍。因此，在低强度运动中，脂肪酸能够在快速增加的速度上提供出来。因此，尽管脂肪在短时间高强度运动中不是非常有用，它却在延长的运动中有巨大优点，特别是在一个低强度—中等强度水平的运动中。

脂肪做为燃料的优点是：它以一种容易携带的方式提供高浓度的贮存的热能。由于脂肪没有被水化，每卡热能的脂肪的重量比蛋白质或碳水化合物要轻（9 卡/克脂肪对应 4 卡/克碳水化合物或蛋白质）当你比较每个碳原子产生的 ATP 数的时候，脂肪也更有效力。一个含 6 个碳的葡萄糖分子平均产生 36 到 38 个 ATP，供能比例为 6 个ATP：1个碳；而一个 18 碳的脂肪产生 147 个 ATP 分子，供能比例为 8.2 个ATP：1个碳。可是，当把每单位的氧耗量考虑进去的话，碳水化合物就会比脂肪更有效力。代谢 6 个碳的葡萄糖，需要 6 个氧分子，产生 36 个 ATP（比例 =6 个 ATP 比 1 个氧分子），而从一个 18 个碳的脂肪酸产生 147 个 ATP 需要 26 个氧分子（5.7 个 ATP 比 1 个氧分子）。因此，对一个正在进行比赛的运动员来说，只要肌肉中可以得到氧，重要的是保持碳水化合物的效力优势。在一般的训练状态下，蛋白质提供大约 6% 的能量需要量。在进行高强度的耐力训练中，从氨基酸产生的葡萄糖会很多——达到大约总能量需要的 10% 或 15%。为短时、快速的运动提供能量的食物只是碳水化合物，而在慢、平稳的有氧训练中，所有三种主要燃料（但主要是脂肪和碳水化合物）都要用到。

锻炼多少才够

前面所述信息的实际应用分为两类：第一，规定充足数量的锻炼运动量，充分提高比赛技能；（2）就是大家都知道的：最有效地构建肌肉。

运动处方

体质健康包括柔韧性、力量、耐力以及心血管健康或心血管耐力。

- 柔韧性是身体无损弯曲的能力。它靠肌肉、肌腱、韧带以及关节的弹性而进行。逐渐增加张力地伸展至少 10 秒钟能够增加柔韧性。
- 力量是对抵抗的做功能力。某种特定肌群的力量可以通过小心谨慎的抗重力性训练而得到增强。
- 耐力指的是使作用力保持一段时间的能力。高重复性的锻炼，如向上推、向上摇以及坐起等动作的练习能增加耐力。
- 心血管健康或耐力指的是心脏、肺和血管保持一段时间作用力的能力。

一个基本的运动处方包括一段伸展运动时间和一个 10 分钟的低强度热身运动，以增加血流和减少运动损伤的危险。接着进行的是增加肌肉力量、耐力和柔韧性的运动训练。这些锻炼应当在一个足以增加心率，达到训练区间的强度上，也就是达到 60% ~ 90% 最大调整年龄的心率水平（MHR = 220 – 你的年龄［年］）(见本书第六步，152 页)。我通常让患者从 50% ~ 60% MHR 水平开始，然后使他们保持在那个训练水平范围。对减体重的人来说，延长其在 70% MHR 水平的锻炼时间，对燃烧脂肪很有效，同时增加了锻炼水平，能够使运动的肌群得以生长。在一个运动时段后，

10 分钟的放松运动对减少肌肉痉挛和肌肉损伤很重要。

一个强调血管健康的逐渐增加的锻炼计划是所有锻炼计划的基础。高强度运动对健康人来说危险性最小，而对平时不锻炼的懒散的人却很危险。这些人应当先去咨询他们的医生。同样，所有 35 岁以上的人或者有医学异常情况，如关节炎、高血压、憋气、糖尿病或心脏病家族史的人也都要咨询医生。一般来说，如果你是健康的但却超重，最好的办法是在开始一个锻炼计划之前，去让医生看一下，是否能胜任锻炼。

燃烧了多少热量?

锻炼成果可以用 METs 来记数量。它是指燃烧的热量与静息热量的比值。一个人在静息状态时，每小时、每公斤体重大约燃烧 1 卡的热量。（这决定于瘦体组织的含量）并且这个数量与 1 MET 相当。因此，一个 50 公斤（110 磅）的女士如果她进行高强度的有氧锻炼，并且燃烧 500 卡/小时的话，他就会燃烧大约 10 METs 的热量。

$$\frac{500\text{ 卡/小时}}{1\text{ 卡/公斤}\times 50\text{ 公斤}} = 10\text{ METs}$$

常见 MET 值（只为了比较，因为它们因人而异）

对一个 130 磅的女士	活动	MET 水平	卡/小时
	写字	1.7	103
	散步	4	260
	打篮球	10	473
	骑自行车	3	178
	吃饭	1.4	81
	疾走	7	414
	举重	9	532

METs 值的主要用途是比较不同运动项目中个体锻炼的情况，并在标准跑台上验证健康情况。对某个人来说，静息能量消耗将主要依赖于肌肉组织，消耗的能量的数量将依赖于训练程度。因此，这只是一种体质健康或某一活动消耗能量的近似测量值。

构建肌肉：力量训练的基础

在过去的 15 年中，科学家们对如何最大限度地在长时间内构建肌肉有了更多的了解。研究证明：经过最初的 12 周，每天进行 3 组、每组包含 8 ~ 10 次重复的举重练习，这种练习用你能举起的最大重量的 60% ~ 80% 的重物，就会有一个很好的结果。这和更科学的计划，比如周期性的抗重力训练具有同样的效力。在这种训练中，训练是设计成不同的强度、重复次数以及固定的休息和恢复的间歇。经过 6 个月到一年的时间之后，你就会发现差异已经很明显了。

个体化是训练的一个重要原则，这就如同个体化代谢水平以及 L. A. 塑型膳食中的蛋白质的需要量的个体化一样重要。需要做肌肉力量的基线测试，去决定哪组肌肉需要强化。下一步就是制定现实性的、特异的、以及个体化的目标。听起来很熟悉，是吗？因此，你预期的提高的目标会按时间和最终获益的肌肉体积或强度而制定下来。

用特殊的运动和任务可以训练那些复杂运动中所涉及到的肌群。运动中使用哪种肌肉纤维也取决于有多少外力重量被举起来了。在低重量级和高重复次数的耐力性训练中，使用了 I 型慢收缩纤维；而高强度运动训练则使用Ⅱ型快收缩肌纤维。

肌肉收缩有三种不同的类型：等长收缩、等张收缩以及远心性收缩。等长收缩是基于一种关节不动、肌肉的位置不变的收缩。可是，肌肉还是处于收缩状态的，这好比当你站立而没有进行仰卧起坐或后滚翻而是收紧你的腹部肌肉时的动作一样。你绷紧肌肉保持 10 秒钟，然后你放松，肌肉做功了，但并未产生身体运动。一个简单的二头肌屈肌动作是一个等张运动，使二头肌产生了等张收缩。发生在肘部的关节活动是由于肌肉等张收缩时肌肉变短产生的。远心性收缩是一种有控制的肌肉伸长动作。远心性收缩发生在使身体减速和吸收振动的动作上。股四头肌（大腿上部前面的肌肉）在某些时候的收缩就是远心性收缩，当你跳过一个 12 英尺高的盒子，腿着地的时候，大腿股四头肌的收缩就是远心性收缩。

非等长运动（跳高、弹跳、举加重球）要求一些肌肉群做远心性收缩，通过对抗肌肉的主要运动而完成一个特定的活动。在训练时，你不应当有疼痛的感觉，但在每个运动时段内，通过增加运动量，就会刺激肌肉的生长。肌纤维在二头肌屈肌动作的下降阶段被伸长。因此，时间顺序应当是：向上挥动手臂时花 2 秒时间，向下降时要慢，整个下降过程要控制在 4 秒以内。对其他的训练，你需要确定你想锻炼的肌肉中哪些该做远心性的运动。在最后的几次重复中，你应当感觉到：在远心运动中有轻微的肌肉烧灼感。

对这种现象，可以用一个专有名词来描述——“进展性超负荷训练”。简单的意思就是：如果你能在一段训练中轻松做 10 次重复，接下来就可以进行步骤Ⅱ，增加运动负荷。科学地测量这一水平的方法是：用第Ⅰ阶段重复数的最大值或 IRM。你能进行 5 次重复的外界重量被称为 5 RM；能进行 10 次重复的重量称为 10 RM；以此类推。RM 系统已经使用了 50 多年，用它来描述耐力性锻炼强度。在一篇很有名的文章中，Thomas L. Delorme 和 A. L. Watkins 阐述了进展性静力训练在构建股四头肌肌肉、促进有膝盖损伤的士兵康复方面的重要作用。

处于 8 ~ 10 RM 范围的训练强度是用于大多数训练者的一般水平。但为了继续提高成绩，需要做更大的变动。这也就是为什么引入周期性训练的原因。下表所列的内容就是在不同训练日进行的各种类别的训练强度值。

高强度：做 3 ~4 套，每套包含 2 ~4 次重复的训练。在两套动作之间至少休息 4 分钟，用以建立最大 IRM 力量。

中等强度：做 3 套，每套包含 8 ~10 次重复。两套之间休息 2 或 3 分钟。这种练习可以增加力量肌肉的体积和一些耐力。

机能训练：做 3 ~6 套，每套重复 3 次练习，强度在 30% ~50% IRM 之间。每两套之间休息 3 或 4 分钟。这种练习可以建立一个多关节的训练，增强最大机械做功能力。如：扔实心球。

非常轻的训练强度：做 2 套，每套包含 15 ~17 次重复。每两套之间休息 1 分钟。这种练习可以增强局部肌肉的耐力。

高乳酸水平训练：进行 3 套练习，每套包括 8 ~10 次重复。每两套之间休息 1 或 2 分钟。这种练习可以建立对肌肉中乳酸堆积的耐受性。因为乳酸蓄积常导致疲劳和疼痛。

一个每周四天的周期性训练计划应当包括下列内容：‘

星期一：连续几天进行从高强度（3 ~5 RM）到中等强度（8 ~10 RM）再到低强度（12 ~15 RM）的不同训练活动。

星期二：以中等训练强度进行 8 ~10 次重复的训练。

星期四：进行不同程度的训练。强度从高强度（3 ~5 RM）到中等强度（8 ~10 RM）再到轻度（12 ~15 RM），并连续进行几天。

星期五：进行中等强度负荷的训练，做 8 ~10 次重复练习。

如果能超过目标重复次数，那么在下一个练习时段，抗力就可以再增加。当我们在大学女生中验证这种训练剂量时，与只让她们每周在三个间隔日中进行 8 ~10 次重复训练相比，六个月之后，这种周期性训练的方法使运动成绩有了明显的提高。训练 12 周，两种方法就都起作用了。因此，这种安排对那些想最大限度地获得 L. A. 塑型效果的人来说真的是比较先进的方法。

对大多数的体育锻炼来说，通过应用不同日子用不同方法的策略来变换日常训练常规可以减少枯燥感，有利于人们坚持训练计划。事实证明：这种方法优于那种每天都使用相同的最大重复剂量的训练。

最后，要提醒你的很重要的一点就是：如果你的训练有监督人员监督，并且确保你进行的每种练习都是正确的，那么，你将获得最大的效果，而运动损伤的可能性可以达到最低。美国运动医学学院（The American College of Sports Medicine，[ACSM]）为保健和健康指导员颁发职业资格证明书，这种职业资格证明书是你选择教练时的最基本要求。就像你咨询任何专业人员一样，我也喜欢听些个人的推荐。

维生素和矿物质的科学

在我国的报纸和医学杂志上，就维生素的相关问题仍然存在不同意见。这也反映了我们医学院校的营养教育的不足。对维生素和药物进行比较的研究结果已经公开了，结果显示：维生素没有好处。但是，实际上，许多医生和保健人员并不熟悉支持使用维生素和矿物质的科学研究的重要内容。

大多数美国人通过膳食获得的许多对增进健康、预防疾病有关键作用的维生素和矿物质的数量并没有达到它们的相应每日允许摄入量标准（RDA）。已经证明，补充维生素能预防神经管缺陷和提高免疫力。其他研究也提示：丰富的维生素和矿物质的摄入可以减少患冠心病、肿瘤和骨质疏松的危险。我相信，科学最终会提供最后的证据去说明：合理的维生素和矿物质摄入对疾病预防和健康促进方面是重要的。已有的数据已经足可以强有力地让我有信心推荐你吃维生素和矿物质的补充剂。在附录的这一节中，我将提供一些有关维生素和矿物质有益于你的健康的科学证据。

有三个科学主张支持使用维生素和矿物质补充剂。第一，它可以使维生素和矿物质的摄入量达到推荐水平。第二，高于推荐量的维生素和矿物质可能对保持适度的健康和预防疾病有好处。最后，充足的微量营养素摄入对减少出生缺陷有好处，并且也可能有助于减少一些慢性病的危险。

这些观点是植根于大量的实验室研究和人群研究以及少量的

临床试验证据中。在确定剂量水平、目标人群以及长期效果方面的其他研究还正在进行中。

怀孕和出生缺陷

每三十名美国婴儿就有一名患有严重的出生缺陷。每年，大约3000名孕妇受神经管畸型（NTD）的影响，如脊柱裂（神经管开放，没有闭锁）或无脑儿（出生时没有大脑）。

从1980年开始，十几个研究检验了叶酸在预防神经管缺陷发生方面的作用。也许最重要的一项算是1991年英国医学研究理事会的随机试验。它发现：叶酸的使用能够使患NTD的相对危险度降低70%以上（MRC维生素研究小组）。第二年，美国公共卫生署利用这些数据确定了叶酸的推荐量。他们说：准怀孕妇女应当每天摄入400微克（或1克的百万分之一）叶酸。这个剂量也是每日多种维生素补剂中的含量。美国食品药品管理局按照这种建议，发布命令：所有用“强化”谷物做成的制品都要包含添加的叶酸，并批准使用含有大量维生素制品的健康声明。美国疾病预防与控制中心（CDC）建议：摄入补充的叶酸显著减少了神经管畸型的发生率。甚至超过了迄今为止已经取得的“强化”谷物制品所带来的效果——达到预防80%这些出生缺陷的作用。

健康教育项目不久就出现了。这些项目的教育人群主要是育龄妇女、保健人员、女性群体以及政策制定者。在中国、加拿大和美国进行的研究显示：强化项目已经显著降低了NTD的患病率，越来越多的育龄妇女已经熟悉了叶酸的需要。在1995年到2000年间，在18~45岁的妇女中，了解叶酸的人增加了50%。但是只有10%的人知道正确的剂量，而且实际上只有三分之一的人每天在摄入维生素。因此，尽管至少部分有关叶酸的信息达到了目标人群，并不是所有的人都从获得的信息中受益。

免疫机能

膳食和营养状况是影响机体免疫反应的两个关键因素。最近的研究表明：使用多种维生素，同时结合健康膳食是高效低价的提高免疫力的方法，能够减少感染的发生和提高生活质量。不像心血管疾病或肿瘤，免疫状况比较容易测定。目前已经具备和建立了能被人们接受的免疫功能测定方法。Ranjit Chandra 博士在纽芬兰和加拿大进行的随机试验证明：微量营养素能够增加淋巴细胞和自然杀伤细胞的反应，增加细胞因子白细胞介素 2 的产生，并减少感染持续的时间和使用抗生素的时间。这些研究证明，不充足的微量营养素摄入与不良免疫反应和感染发生机会的增加有关，而多种维生素的摄入有助于消除这种缺陷。

心血管疾病

升高的同型半胱氨酸，是冠心病和缺血性中风的主要危险因子。血中同型半胱氨酸水平最高的人和那些血中水平正常的人相比，发生冠心病（CHD）的危险增加近 2 倍。这个危险与吸烟或高胆固醇对冠心病造成的危险相近。叶酸盐对同型半胱氨酸的代谢很关键，很多研究已经建立了叶酸盐的摄入与 CHD 的联系。维生素 B_6 和 B_{12} 能降低同型半胱氨酸的水平，这也得到了证实，尽管降低的程度不高，但还是有一定的效果。低血清叶酸水平与增加了的胎儿 CHD 的危险性相关，这是经加拿大（Morrison）和欧洲（Robinson）的研究证明了的事实。而在美国，高叶酸盐和维生素 B_6 的摄入降低了这种危险（Rimm）。用叶酸和复合 B 族维生素降低同型半胱氨酸的疗法也可以减少死亡率、非致命性心梗和冠脉血管成形术后的其他不利事件的发生率（Schnyder）。这个发现从瑞典的一个大规模的病例对照研究中得到确证。这个研究显示：使用多种维生素补充剂能降低心肌梗的发生危险。在男性中能降低21%，在女性中能降低34%。提示叶酸和B族维生素复合物的摄入有助于心脏病发作的初级预防（Holmguist）。为进一步搞清这些维生素和冠心病之间的关系，更多的其他研究也正在进行中。

维生素C和E对人体健康很重要，它们是经过确证的抗氧化剂。有人已经对这些微量营养素在心脏病的预防中是否起作用的问题进行了研究。到目前为止，一些研究发现：高剂量维生素C有轻度的作用（Osganian），而其它的研究还没能建立起这种关系（Kushi）。同样，“护士健康”研究项目发现：女性服用了中等剂量的维生素E，可以使心脏病的发生率减少44%（Stampfer），并且高剂量（400~800 IU）对有心脏疾病的患者还可以减少心脏病的复发。然而，其它的试验条件控制得很好的研究却发现没有作用（Rapola，Yusuf）。

由于这些研究是在个体水平进行的，而这些受试者都已经患有心脏病，因此很难对造成他们心脏病的许多可能因子进行解释并区分它们之间的关系。因此，当这些人被随机分到安慰剂组和维生素补充剂组时，试验结果将会与这些分到两组中的个体的个人情况有更大的关系，而不是维生素是否有作用的问题。研究者猜测：可以用大样本试验来克服掉这些差别。然而这在一个复杂的疾病如心脏病的情况下可能就做不到，因为心脏病与很多不同的危险因子有关。然而，如果在健康个体中进行预防性研究，可能结果会更有意思。但这样的研究需要大量的样本，并且费用也会令人望而却步。

肿瘤

叶酸缺乏可能会通过干扰正常基因的程序而导致肿瘤的发生。因此，最近的很多保健方面的兴趣是研究叶酸补充剂对肿瘤的预防作用。“护士研究”项目和“保健人员跟踪研究”项目都发现：长期（前一个是15年，后一个是10年）叶酸摄入可以明显降低患大肠直肠癌的危险。中度饮酒者缺乏叶酸，给他们补充叶酸能够更大程度地降低肿瘤的发生（Giovannucci，Annals Int Med，1998；Giovannucci，1995）。在酒精成瘾者妇女中，他们有较低的血叶酸水平。补充叶酸有助于降低与饮酒有关的增加了的患乳腺癌的危险性（Zhang）。正在进行的临床试验也在继续探讨叶酸补充剂的效果，特别是饮酒者。在这种情况下，相互关系变得更强。

已有的研究表明：维生素E与许多主要的肿瘤，包括乳腺癌、肺癌、大肠癌和前列腺癌有联系。只对最后的这种肿瘤，维生素E才表现出明显的作用。这种作用在几个研究中都表现出来了。在ATBC（α-生育酚β-胡萝卜素）试验中，研究者们发现：400微克维生素E在男性吸烟者中，可以降低前列腺癌的发病率和死亡率（Albanes）。这种关系在非吸烟者和吸烟者中都已得到证明。由于证据充分，国立癌症研究所在25 000名正常男性中正在进行一个补充硒和维生素E并与安慰剂进行对照的预防前列腺癌的一级预防试验，这个试验被称为SELECT试验。

纽约《泰晤士报》的一个编辑建议癌症病人不应当吃维生素C或维生素E。但这种建议是基于对两个基本发现的错误解释。第一个发现就是：维生素C能够被肿瘤细胞富集。他们推测：这意味着肿瘤细胞使用这种维生素C刺激肿瘤细胞的生长。纽约的Sloan-Kettering肿瘤中心的David Golds博士发现：在肿瘤细胞中，维生素C被葡萄糖转运蛋白质摄取。在肿瘤细胞通过葡萄糖转运系统摄取维生素C之前，维生素C必须氧化成一种被称为“脱氢抗坏血酸”的形式。这种形式的维生素C被摄取，随后被细胞捕获。在细胞中它又通过减少酶被转化成维生素C。但进行这些代谢过程所要求的维生素C的浓度在口服维生素C的人体中不会发生，要达到这些浓度，维生素C必须通过静脉注射。这种现象绝对不会发生在吃维生素补充剂的人中。导致人们对使用维生素 E 产生关注的实验是在动物中进行的。这些动物被造成维生素 E 缺乏，并将它们与维生素 E 水平处于正常状态的动物进行比较。由于我们不可能制造缺乏维生素 E 的人类模型，因此这种研究与研究人类补充维生素 E 和肿瘤的关系不大。

各种类胡萝卜素的摄入，如番茄红素、叶黄素、以及 β-胡萝卜素能够使发生肺癌的危险降低三分之一。但是，纯的 β-胡萝卜素在 30 毫克的剂量时却可以增加发生肿瘤的危险，特别是在吸烟者中。补充钙也一样。补钙可以防止骨质疏松的发生，但却可能造成结肠息肉的发生和复发。结肠息肉也是结肠的癌前病变（Baron；Bonithon-Kopp）。但一些数据提示：在极高的剂量（每天总摄入量在 1500 毫克）的钙可能会增加患前列腺癌的危险（Chan，Giovannucci，Cancer Recearch，1998）。后一项研究提示：摄入钙的同时补充维生素 D 可以减少任何副作用，还可以同时保持预防结肠癌的作用。但同时也要注意：人人都不应该摄入少于推荐的膳食允许摄入量的钙，也就是不能少于每天 1000 毫克的钙。肿瘤是有复杂病因和历史的疾病，由多种条件的集合而造成。在维生素和矿物质预防肿瘤方面，还需要进行大量的研究工作。

肥胖和糖尿病

虽然大多数人都没有摄入充足的微量营养素，但在肥胖者中这个问题却特别严重。有证据表明：正在节食的伴有胆固醇升高、超重和肥胖的男士和女士们，大多数重要维生素和矿物质的摄入都没有达到推荐的每日允许摄入量。这是由于较低的微量营养素的摄入、缺乏依从性以及过分的食物限制（Gryzbek）所致。这些营养缺乏状况明显地损害了他们的健康。在 2 型糖尿病人中进行的研究表明：服用多种维生素补充剂的人比服用安慰剂者有较低的感染发生率和感染相关的缺乏现象（Barringer)。在一个规模较小的研究中，经过一年观察之后，糖尿病人的感染发生率的差别程度很显著。那些服用安慰剂的人一年的感染次数为93%，而那些服用多种维生素者发生率仅为17%。由于其应用价值很大，这些发现还应当在大规模的人群中进行进一步的研究。在糖尿病高危人群中进行的一项研究中，调查者报告：服用β-胡萝卜素补充剂的男士，他们的糖代谢状况得到了改善，而在女性中，服用维生素E也同样使糖代谢状况得到了改善(Ylonen)。尽管对所有人来说，节食对营养的摄入有重要的影响，但它在那些肥胖患者以及在那些有代谢综合征或成年期发作的糖尿病患者当中，可能起着更重要的作用。

维生素的安全性

怀孕妇女每天摄入维生素A的剂量超过25 000 IU（每天的值=5000 IU）能够明显造成骨骼系统的出生缺陷——而这个剂量仅仅只是RDA的五倍。怀孕妇女每天的维生素A摄入量不应当超过2500 IU，以避免任何可能的问题。几个最近的研究提示：长期摄入维生素A达到每天5000 IU，可能与骨矿物质密度下降有关，并且可能增加患骨质疏松的危险（Promislow)。另一方面，不充足的摄入也可能加速骨矿物质密度的丢失。因此，在成人中，合理的维生素A摄入剂量有一个很窄的窗口。我建议你使用大约含有2500 IU维生素A的预制成型的多种维生素补充剂，或5000 IU维生素A，其中维生素A中的至少50%应当来自于β-胡萝卜素。

正如前面已经提到的。高钙摄入（大约每天1500毫克以上）已经证明可能会增加患前列腺癌的危险。（Giovannucci，Cancer Resesrch，1998)。尽管在一项较大的有20000名病人参加的试验中使用了维生素C、维生素E和β-胡萝卜素，抗氧化剂混合物没有表现出抑制降脂药的保护作用（Heart Protecfion Study Colaborative Group），但一种混合了维生素 C、E、硒和 β-胡萝卜的混合营养补充剂却表现出可以降低一种降脂药物和尼克酸（另一种 B 族维生素）的保护效果。这些患者是 160 名有心脏病，同时具有低 HDL 胆固醇水平的人（Brown）。

结论

我向我的病人和朋友推荐使用维生素补充剂，我自己也在服用。支持服用维生素和矿物质营养补充剂的科学证据越来越多，这些都是建立在科学的基础之上。

工作表和日志

如何使用你的个人日志

- 如果有可能，用生物电阻抗分析方法测量你的体成份。
- 对每磅瘦体组织，每天你应当吃相同数值克数的蛋白质，进位以 25 克为一个进位单位（例如：如果你有 105 磅瘦体重，你的目标应当是每天吃 100 克蛋白质，或 4 个蛋白质单位；如果你有 168 磅的瘦体重，你的目标应当是 175 克蛋白质）。
- 你的瘦体重组织也将决定你的静息代谢率（RMR），也就是你每天在静息状态下燃烧的热能的数量。如果你不怎么活动，你燃烧的热卡数不比 RMR 高多少。因此，你应当从你的 RMR 中减去 500 卡热量，建立你每天的目标热量水平。这样就能让你每周减掉 1 磅体重。

如果你的目标体重太高

- 如果这个目标体重对你来说太高了，那就说明你比同一身高的人的平均值有更多的肌肉。你应当努力通过力量训练以及有氧运动训练保持这些过多的肌肉。

如果你的目标体重似乎太低了

- 如果这个目标体重值好像太低了，那么说明你或许有预算上或疾病的原因没怎么活动，或者在前面失败的节食计划中吃的蛋白质太少了。由于每磅瘦体重每天要燃烧 14 卡热量，你应当努力通过练举重去增加你的肌肉，以增加你能燃烧的热卡数。例如，如果你一年之内增加 10 磅体重，那么你每天的代谢量就会增加 140 卡热量。
- 如果你没办法测量你的体成份，那就使用本书第 45 页和第 46 页的表格去估计你的瘦体组织和蛋白质需要量。找到最接近你估计的瘦体组织的蛋白质单位值，使用下表去计划热量数值以及每天你需要从每种食物群中获得的热能比例。

	蛋白质单位(25 克/单位)	水果	蔬菜	谷类
每日目标热量	**单位数**	**单位数**	**单位数**	**单位数**
1200	4	3	4	1
1500	6	3	4	2
1800	7	4	4	3
2000	8	4	5	3

这个星期我要减掉体重的目标公斤数是：________________

这个月我准备减掉体重的目标公斤数是____________________

每天我的蛋白质目标份数是________________

我计划在我的代餐乳中增加____________勺纯蛋白粉

我每天的水果份数目标是__________

我每天的蔬菜份数目标是____________

我每天谷类食物的份数目标是____________________

日志

	奶昔（每天2次）	纯蛋白粉（桌勺）	高蛋白零食	蛋白质单位	水果	蔬菜	谷物	水（4～6杯/天）
第一餐	□	□□□		□□	□□	□□□□	□□	□□
第二餐	□	□□□		□□	□□	□□□□	□□	□□
第三餐	□	□□□		□□	□□	□□□□	□□	□□
零食1			□		□□	□□□□		□□
零食2			□		□□	□□□□		□□

周志

（如果你达到了那一天的目标，在那天的每个格子中画一个方块）

	锻炼	热量目标	蛋白质目标	有色食物	水
第1天					
第2天					
第3天					
第4天					
第5天					
第6天					
第7天					

致　　谢

我要感谢我的妻子，Anita，感谢她在我的整个职业生涯中对我的支持，感谢她能和我一同走过三十多年的旅程，给我们带来出色的孩子 Marc 和 Adrianna，以及一个成果丰硕的职业和家庭生活。我觉得我是世界上最幸福的人。

Susan Bowerman，我的共同作者，不但在这本书的菜谱和配方中给予了大力帮助，同时还在将营养和医学知识与有效传递的信息结合起来方面给了我莫大的帮助，她与我进行了生动的讨论和争论，使得这些知识更容易理解，听起来也更生动真实。这的确是一位名副其实的 M. D. , R. D. （医生和营养师）伙伴。我也要感谢我在 UCLA 人类营养中心的同事和助手们，包括教员、研究员以及中心的实验室的其他工作人员。我还要感谢其他大学的同事，他们是：加州大学旧金山分校的 Dean Ornish 博士；马里兰大学的 Pamela Peeke 博士；肯塔基大学的 James Anderson 博士；德国乌姆（Ulm）大学的 Herwig Ditschuneit 博士；多伦多大学的 David Jenkins 博士；哈佛大学医学院的 George Blackburn 博士。感谢他们的宝贵意见和对这本书的反馈信息。

我要感谢 UCLA 肥胖风险因素研究项目临床专家，特别是 Joe Walker 和 Susie Kramer。他们以伟大的同情心关心数以百计的超重患者。感谢我的全体员工：Zhaoping Li 博士，Mary Hardy，Susanne Henning，Diane Harris，Bill Go，Audra Lembertas，Qing-Yi Lu 以及 Navindra Seeram。他们使得我们的研究工作有产生新

的营养科学知识的可能。

我也要感谢我的支持者，他们通过对中心慷慨的贡献，使得我在“人类营养中心”的工作得以实现。他们是：Michael Milken，Lowell Milken，S. Daniel Abraham，Eddie Steinberg 博士，Dennis Tito，Ray Stark，Lynda 以及 Stewart Resnick，Scott Connelly 博士；Henry Burdick，以及 Jane 和 Terry Semel。我还要感谢：Peter Castleman，Jim Fordyce.，Michael Johnson，Greg Probert，Matt Wisk，Janice Thompson 博士，Leslie Stanford，Jamie McManus 博士，Audrey Sommerfeld，Rob Levy 以及 Jonathan Liss 对康宝莱倡导的哲学和科学观念的拥护，这使得我的信息能够传达给世界上数百万读者。

我要感谢我在 Regan Books 的编辑 Cassie Jones，他曾在百忙之中与我一起努力，保证了这本书的信息能表达得清清楚楚。最后，我要感谢我的出版商，了不起的 Judith Regan。她信任我，并且用她的力量、眼光和成绩不断激励我，使本书得以面世。